CHRISTINE
FUCHS

Räuchern mit heimischen Pflanzen

SAMMELN

MISCHEN

ANWENDEN

nymphenburger

INHALT

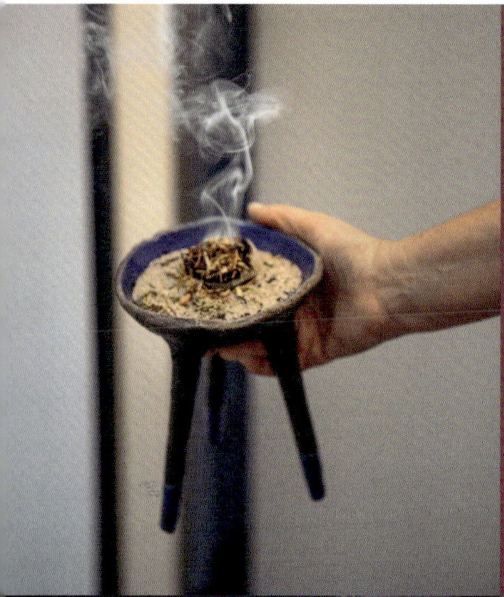

KLEINE RÄUCHERKUNDE

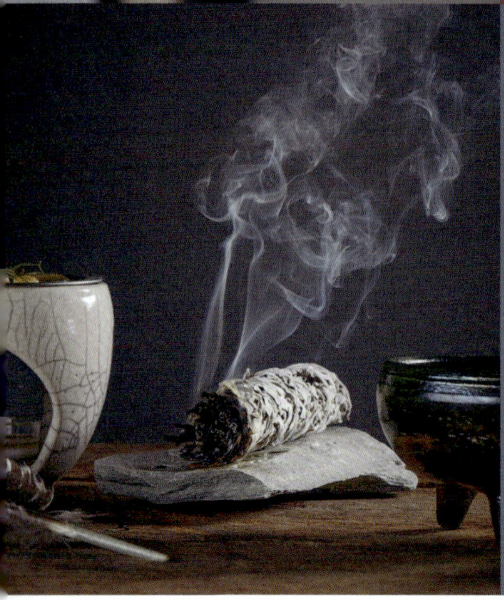

WIE RÄUCHERDÜFTE WIRKEN

HEIMISCHE KRÄUTER • EXOTISCHE HARZE

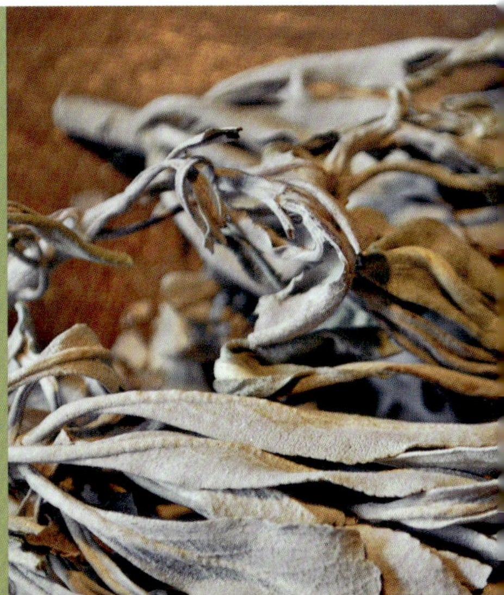

SERVICE

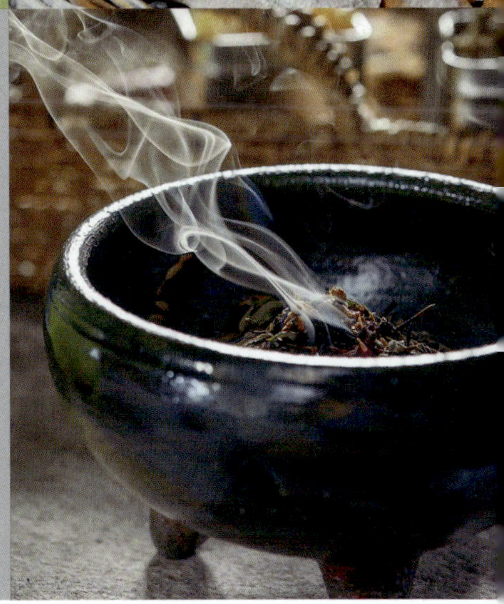

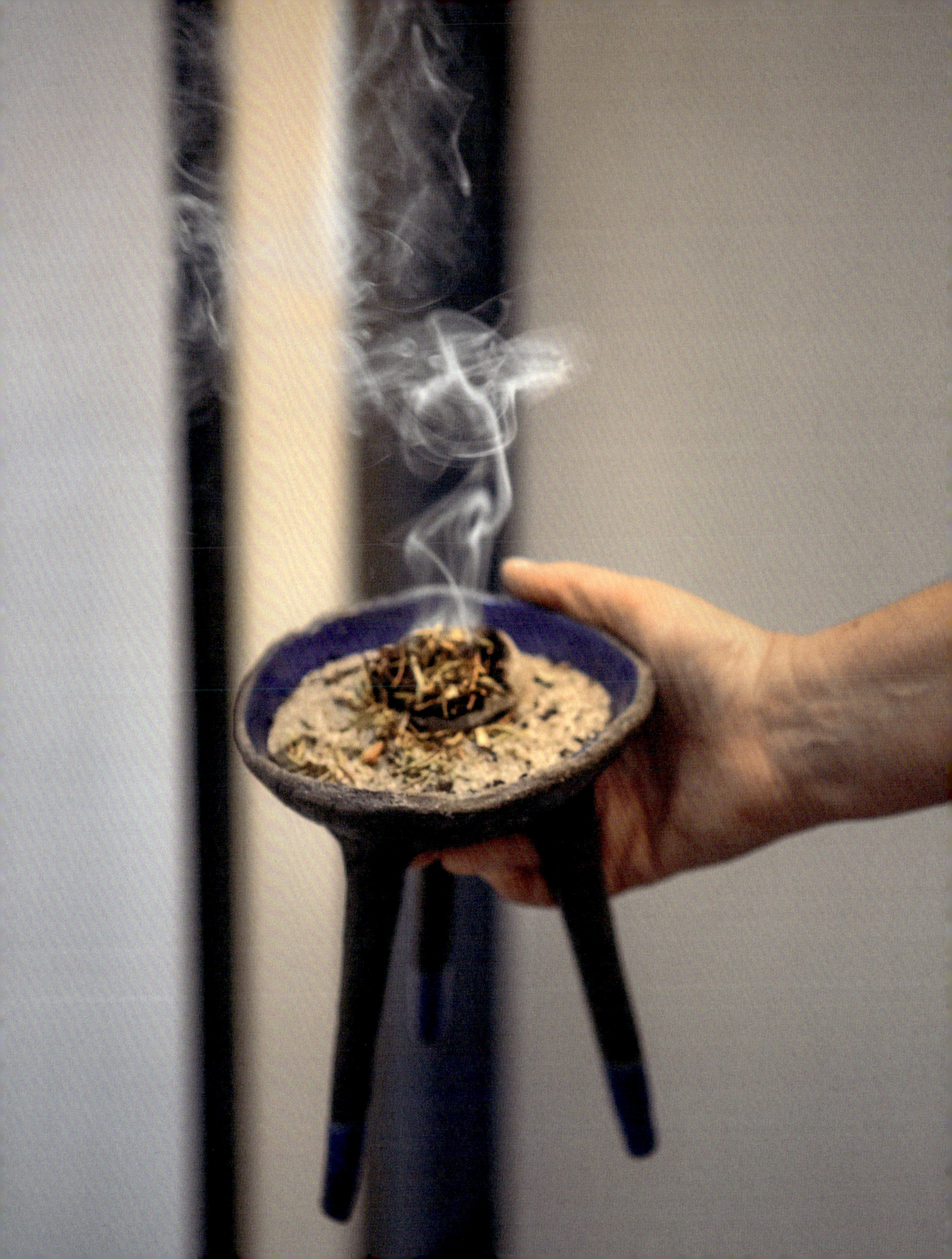

Kleine Räucherkunde

Eine fast vergessene Tradition wird heute wieder lebendig! Was früher in allen Hochkulturen täglich und darüber hinaus auch zu besonderen Anlässen praktiziert wurde, ist wieder modern und liegt ganz im Trend. Wir alle können uns die Kunst des Räucherns aneignen – wenn wir wissen, wie …

DIE SPRACHE DER DÜFTE

MEHR ALS „NUR" GUTER GERUCH

Der Begriff *Räuchern* löst meist zwei typische Reaktionen aus: entweder ein wissendes „Ah ja, geräucherter Fisch und Räucherwurst, klingt gut!" – oder ein kritisches „Uhhh, das hört sich irgendwie esoterisch und mystisch an, lieber nicht!". Tatsächlich war es in früheren Zeiten üblich, das Fleisch für den Winter über dem offenen Feuer mit aromatischen Hölzern wie Buche, Birke, Eiche oder Wacholder haltbar zu machen. Das gibt es natürlich noch immer. Doch darum geht es in diesem Buch nicht. Auch das Räuchern gleichzusetzen mit dem Vertreiben von Geistern und Dämonen und es im Bereich der „Esoterik" anzusiedeln, wird dem Thema ganz und gar nicht gerecht. Räuchern ist viel, viel mehr ...

Räuchern auf Kohle sorgt immer für einen intensiven Duft und eine gereinigte Raumatmosphäre.

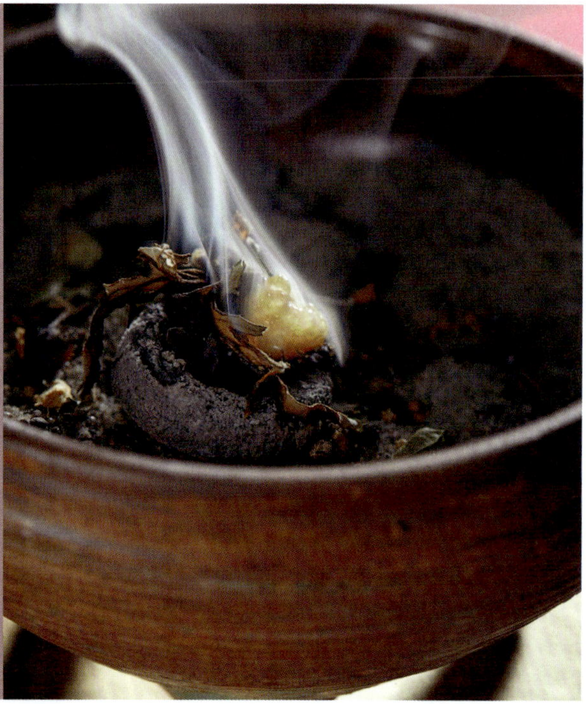

Ganz pragmatisch betrachtet handelt es sich schlichtweg um das Verglimmen getrockneten Pflanzenmaterials wie Blättern, Blüten, Samen, Holzstückchen, Rinden und Wurzeln oder Harzen auf einer Wärmequelle. Dabei lösen sich die eingeschlossenen ätherischen Öle und steigen mit dem Rauch auf. Sie gelangen durch die Atmung in Form von Duftmolekülen sehr schell in einen Teil unseres Gehirns, der limbisches System genannt wird. Das ist das Zentrum unserer Emotionen.

Wenn wir von dieser etwas arg nüchternen und wissenschaftlichen Sichtweise weggehen, und uns tiefer mit dem Räuchern beschäftigen, wird aber schnell klar: Die vielen Facetten und Dimensionen des Räucherns sind unglaublich vielfältig und gehen weit über die reine Geruchsempfindung oder Wirkung im Gehirn hinaus.

DIE ATMOSPHÄRE REINIGEN

Einer der wichtigsten Räucherzwecke – früher wie heute – ist das atmosphärische Reinigen von Räumen. Zwar rücken wir regelmäßig mit Wischlappen und steril riechenden Putzmitteln dem oberflächlichen Schmutz zu Leibe. Doch vergessen wir dabei meist, dass jeder Mensch in einem Raum auch seine „Energie“ in Form von Gedanken und Stimmungen hinterlässt. Nicht umsonst reden wir umgangssprachlich von „dicker Luft“ oder „den Rauch reinlassen“. Die Sprache enthüllt uns oft tiefere Wahrheiten. Mit „den Rauch reinlassen“ ist eine der ursprünglichsten Anwendungsgebiete des Räucherns gemeint: die Reinigung eines Raumes von dichten, schweren Energien.

Räuchern neutralisiert die Atmosphäre, macht sie spürbar leichter und klarer. Gerade Besprechungsräumen, Praxis-, Schul- oder anderen Zimmern, in denen viele Menschen in oft sehr emotionsgeladenen Situationen zusammenkommen, tut diese Art der Reinigung sehr gut. Für diesen Zweck gibt es spezielle Mischungen, die hochwirksames Räucherwerk wie den echten Weihrauch – auch Olibanum genannt –, Wacholder-Holz, Kampfer, Beifuß oder Salbei enthalten.

Früher war es sogar ganz normal, Krankenzimmer mit Olibanum zu reinigen. Dieses Harz wirkt nachgewiesenermaßen antiseptisch und desinfizierend. Bereits lange vor der Erfindung von Desinfektionsmitteln entwickelten unsere Vorfahren also eine äußerst wirkungsvolle und dazu noch völlig natürliche Methode, sich vor krankmachenden Keimen zu schützen – ohne schädliche Nebenwirkungen.

WOHLBEFINDEN FÜR SINNE UND SEELE

Nicht nur in unserer mitteleuropäischen Kultur, sondern in allen alten Kulturen setzten die Menschen aromatischen Duft und Wohlgerüche ein: um zu erfreuen, eine gute Stimmung zu erzeugen, eine gesellige Unterhaltung zu begleiten, oder um Sinnlichkeit und Lust anzuregen. Dank der modernen Erforschung der Inhaltsstoffe – auch im Rahmen der Aromatherapie – können wir heute bestimmte Kräuter und Harze viel gezielter und bewusster verwenden, als das früher möglich war. Auf diese Weise können wir unsere Befindlichkeiten wirkungsvoll beeinflussen.

DIE SPIRITUELLE DIMENSION ERSPÜREN

Eine ganz eigene Dimension des Räucherns berührt uns am tiefsten: Es ist der spirituelle Aspekt. Denn Räuchern heißt vor allem auch, der inneren Stimme zu lauschen, auf die Sprache der Seele zu hören, der eigenen Intuition und Wahrnehmung zu vertrauen. Doch was bedeutet das in der praktischen Umsetzung im Alltag?

Sich Zeit und Raum zu nehmen für eine wirkungsvolle Räucherung setzt Stille und Ungestörtheit voraus. Wenn wir bewusst und intensiv räuchern wollen, sollten wir uns mit einer klaren Absicht verbinden und diese Absicht auch formulieren: Wofür ist also gerade diese spezielle Räucherung gut, was soll sie bewirken? Möchten Sie zum Beispiel mitten in einer sehr gestressten Situation endlich zur Ruhe kommen, Ihre Mitte spüren, sich zentrieren? Dann ist es wenig hilfreich, nochmal eben den aktuellen Stand Ihres Aktienpaketes im Internet aufzurufen oder doch noch kurz mit jemanden zu telefonieren, mit dem Sie ein kritisches Thema zu klären haben.

Machen Sie sich also stets bewusst, welche Absicht Sie mit einer Räucherung verbinden – und handeln Sie danach: Öffnen Sie bei jeder spirituellen Räucherung Ihren inneren Seelenraum, nehmen Sie Ihre

ES GIBT GANZ SPEZIELLES RÄUCHERWERK, DAS …

- beruhigt und entspannt
- erdet und zentriert
- anregt und vitalisiert
- reinigt und klärt
- die Konzentration, Kreativität und Phantasie fördert
- den Schlaf verbessert und das Traumbewusstsein stimuliert
- sich zur Begleitung von Jahreskreisfesten eignet
- Meditationen und Gebete unterstützt

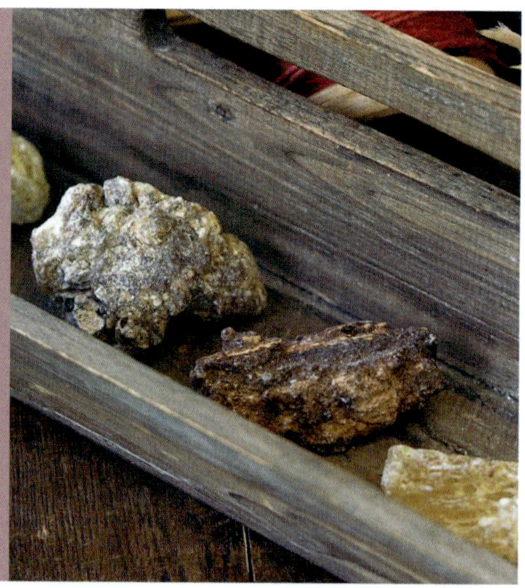

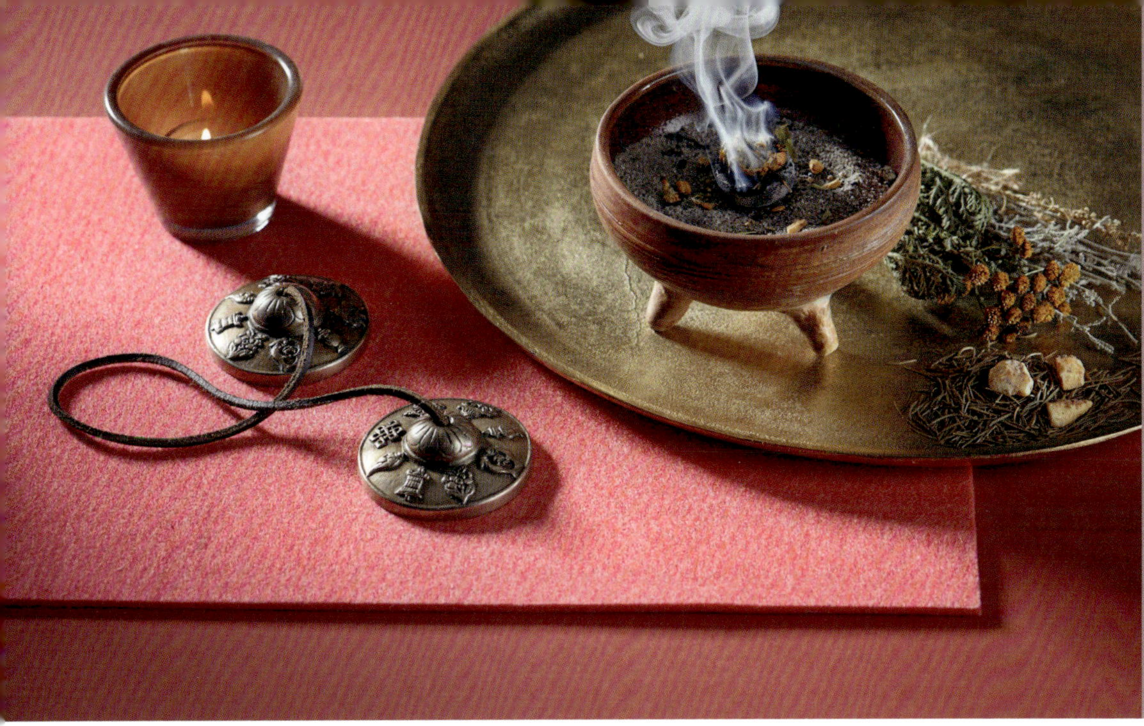

Räuchern können wir überall – es reicht der kleinste Platz.

Gefühle bewusst wahr. Dann können Sie Ihre jeweilige Absicht besser umsetzen. Dabei ist es ganz wichtig, die äußeren Umstände nach eigenem Wohlbefinden zu gestalten.

Düfte wirken immer, haben dadurch eigentlich auch immer eine spirituelle Dimension. Wir können uns ihnen nicht entziehen – wir können ihre seelische Wirkung aber durch Konzentration mehr oder weniger bewusst wahrnehmen. Das, was ein bestimmter Duft auf der seelischen Ebene auslöst, gefällt uns nun nicht immer. Doch eine solche Wahrnehmung kann ein ganz wesentlicher Schritt für die eigene Weiterentwicklung sein: Gerade Düfte können die Seele dynamisieren und verborgene Wunden sichtbar machen – letztlich mit dem Zweck der Heilung und des konstruktiven Lösens oder Voranbringens von Themen und Problemen. Voraussetzung ist dabei immer, dass wir uns auf die Düfte und auf das, was sie innerlich auslösen, einlassen wollen.

Die spirituelle Dimension des Räucherns stellt den Königsweg zur eigenen Seele dar. Es gibt keinen Außenstehenden, der interpretiert und durch seine Sichtweise verfremdet oder uns das eigene Innenleben verzerrt widerspiegelt. Unsere innere Befindlichkeit geht vielmehr in eine direkte und ehrliche Resonanz mit den Düften. Die jeweiligen emotionalen Botschaften können dann der Beginn sein, innerlich zu reifen und sich mit der eigenen Seele auseinanderzusetzen. Mehr darüber im Kapitel *Mit Düften verbunden* (S. 26).

WIE ALLES BEGANN

GLIMMENDES FEUER – DUFTENDER RAUCH

Die Anfänge des Räucherns werden ganz unterschiedlich beschrieben und datiert. Die ersten Feuerstellen bringen es auf 400.000 Jahre, wenn wir der Archäologie glauben können. Sicher ist, dass das Räuchern in dem Augenblick geboren war, als die Menschen auch das Feuer bewusst nutzen konnten. Das Feuer hatte den Zweck, vor wilden Tieren zu schützen. Dort, wo es brannte, war auch Gemeinschaft, Geborgenheit, Wärme und Nahrung. Feuer bedeutete, zu überleben und in Sicherheit zu sein. Und außerdem: Beim Feuer hat es einfach immer gut gerochen.

Die Menschen damals haben die Natur beobachtet, mit allen Sinnen. Das, was sie ins Feuer warfen, setzte bestimmte aromatische Düfte frei. Sie haben auch sich selbst beobachtet und nahmen wahr, wie sie auf das reagierten, was da im Feuer langsam verglomm. Im Lauf der Zeit war klar, dass Hölzer, Rinden, Blätter, Wurzeln und Gräser auf eine bestimmte Weise wirken. Daraus hat sich ein großes Wissen über Pflanzen entwickelt – und eine weltweite Räucherkultur, die sich über viele Jahrtausende halten konnte. In allen bedeutenden Hochkulturen pflegten die Menschen mit den vielfältigsten Räucherstoffen ganz selbstverständlich ihr körperlich-seelisches Wohlbefinden. Sie setzten verräucherte Kräuter und Harze für medizinische, religiöse und auch magische Zwecke ein.

WIE PFLANZENDÜFTE AUF UNS WIRKEN

Was passierte für die Menschen in früheren Zeiten, wenn mit dem Rauch des Feuers aromatische Düfte aufstiegen? Pflanzen sind zunächst einmal feste Materie. Durch die Verwandlungskraft des Feuers geht nun die feste Materie in einen anderen Zustand über – das ist der alchemistische Wandlungsprozess des Verbrennens. Materie wandelt sich zu Rauch, in dem sich das Wesen oder der Geist der Pflanze zeigt. Denn im Wesen oder Geist stecken alle Informationen, die die Pflanze für uns hat. Das ist auch der Grund, warum Pflanzen überhaupt mit uns auf seelischer, geistiger und körperlicher Ebene in Kontakt treten können – warum sie eine Wirkung auf uns haben.

In früheren Zeiten konnten die Menschen noch viel mehr wahrnehmen: Der Duft, die Seele der Pflanze, steigt im Rauch vom Diesseits ins Jenseits auf und erfreut dort die Götter. Das ist eine gängige Vorstellung, ein ganz reales Bild gewesen. Deshalb war das Räuchern auch immer dazu da, den Göttern zu opfern und sie gnädig zu stimmen: in Form von Gebeten, Wünschen und Bitten. Die angebeteten Gottheiten wiederum schickten Ruhe, Entspannung, innere Bilder und Visionen, die die Fragen der Menschen beantworteten.

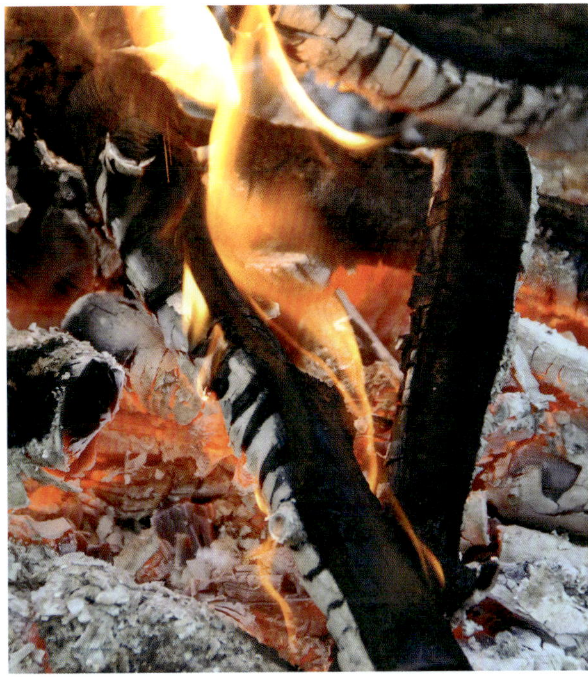

Feuer – ein Element, das jeden Menschen tief anspricht

Am Ende eines solchen Räucherrituals fühlten sich die Menschen innerlich gereinigt und beseelt. Sie konnten zum Beispiel den nächsten Schritt zu einer bestimmten Frage besser erspüren und wahrnehmen. Vielleicht erinnerten die Düfte sie auch an Zustände von Gesundheit und Wohlbefinden und wirkten wie Heilungsimpulse.

Heute mutet uns eine solche Sichtweise vielleicht etwas esoterisch an. Doch wissenschaftliche Forschungen belegen, dass und auf welche Weise Räucherstoffe über den direkten Einfluss auf unser Stammhirn wirken und wie sie dort die psychischen Fähigkeiten wie Emotionen, Motivation, Erinnerungsvermögen und auch das vegetative Nervensystem ansprechen und beeinflussen.

Früher reichte es aus zu wissen, dass der Geist der Pflanze mit uns und unserer Seele kommuniziert. Damals haben die Menschen das einfach gespürt. Auch heute ahnt unsere Intuition längst, worum es geht, während sich unser hochkultivierter Verstand meist nur noch von wissenschaftlich-rationalen Forschungsergebnissen überzeugen lässt. Wenn wir uns jedoch neugierig einlassen auf den Empfindungsweg vom Einatmen über die Nase bis zum Gefühl, landen wir wieder bei dem, was unsere Vorfahren direkt spürten und wussten: Düfte wirken immer ganz tief in der Seele ...

RÄUCHERN – VON TRADITIONELL BIS MODERN

HOLZKOHLE – URSPRÜNGLICH UND ARCHAISCH

Zum traditionellen Räuchern brauchen Sie

- ein feuerfestes Räuchergefäß aus Ton
- ein Stück Räucherkohle
- eine Zange zum Halten der Kohle
- eine Kerze zum Anzünden der Kohle
- Sand (kein Vogelsand, am besten Deko-Sand aus dem Baumarkt)
- eine Feder zum Fächeln des Rauches
- Räucherwerk, also getrocknetes Räuchermaterial oder Harze

Ein Fest aus Farben und Düften ...

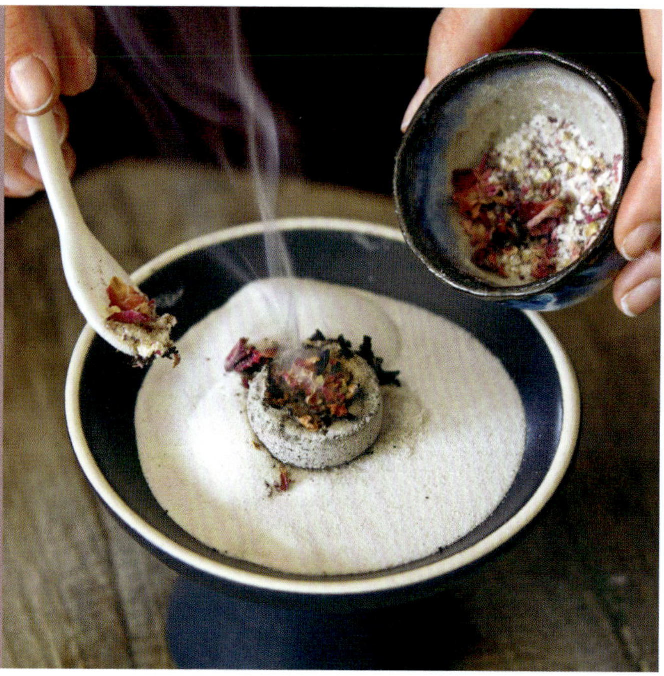

Die Räucherschale befüllen Sie etwa zur Hälfte oder maximal zu zwei Dritteln mit Sand. Danach nehmen Sie die Kohle mit der Zange auf und halten Sie mit der scharfen Oberkante direkt in die Flamme der Kerze. Sie können dafür natürlich auch ein Feuerzeug verwenden. Das funktioniert aber oft nicht so gut, weil man das Feuerzeug oft automatisch wieder ausmacht, bevor die Kohle richtig zum Zünden kam.

Die im Handel erhältlichen Holzkohlen sind mit Salpeter getränkt. Der sorgt als Brandbeschleuniger dafür, dass ein Glutfunke durch die Holzkohle läuft. Manche Menschen mögen allerdings den Geruch des Salpeters nicht, der sich beim Anglimmen freisetzt. Die Holzkohle

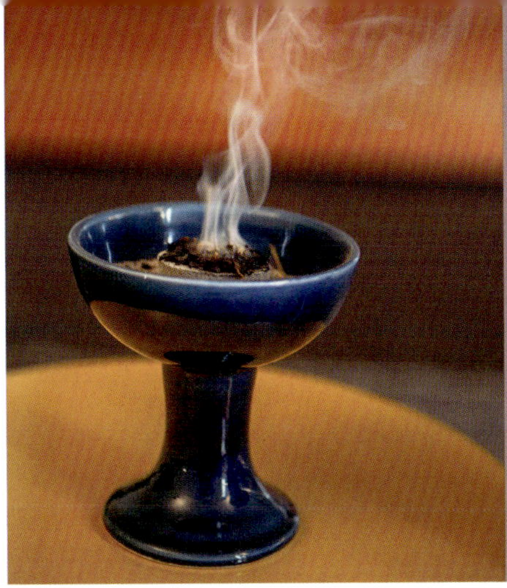

WEG MIT DER „DICKEN LUFT" ZUHAUSE

Für eine **Hausräucherung**, also das energetische Reinigen von Räumen, eignen sich ganz wunderbar **Räucherkelche**. Sie haben einen Fuß, den Sie gut mit einer Hand umfassen können. Nehmen Sie sich Zeit, gehen Sie durch das ganze Haus, besuchen Sie jeden Raum. Mit Räucherkelchen ist das kein Problem: Der Fuß des Kelches wird nicht zu heiß, das Gefäß nicht zu schwer. Mit der anderen Hand können Sie gut den Rauch fächeln und immer wieder Räucherwerk nachlegen (siehe S. 32).

spritzt beim Zünden etwas um sich, das ist aber ungefährlich. Am besten ist, Sie stellen das Räuchergefäß auf ein Tablett, dann kann nichts passieren. Eine Alternative ist japanische Holzkohle. Sie ist nicht mit Salpeter getränkt und riecht deswegen beim Entzünden nicht. Der Nachteil ist allerdings, dass sie wesentlich mehr Zeit zum Anglimmen und Durchglühen benötigt als die herkömmliche Holzkohle.

Wenn Sie das Räucherwerk bereits auflegen, wenn die Kohle erst am äußersten Rand die erste Glut zeigt, erstickt sie schnell und kann nicht vollständig durchglühen. Es ist also etwas Geduld angesagt: Warten Sie, bis die Kohle außen vollständig grau aussieht, wie verascht. Um diesen Prozess zu beschleunigen, pusten Sie einfach die Kohle an. Oder Sie fächeln mit der Feder Luft zu.

Bis die Kohle vollständig durchgeglüht ist, bereiten Sie das Räucherwerk vor. Machen Sie daraus eine Zeremonie, stellen Sie sich bewusst Fragen: Ist jetzt etwas Beruhigendes oder eher etwas Anregendes passend? Was benötige ich noch für mein Räucherritual? Einen schönen Heilstein? Eine Blüte in einer Schale mit Wasser? Eine Kerze? Schaffen Sie sich auch einen gemütlichen Platz, an dem Sie ungestört sitzen können. Wenn die Kohle bereit ist, legen Sie etwa einen halben Teelöffel des ausgewählten Räucherwerks auf. Sofort kräuseln sich dann die ersten Duftschwaden und steigen nach oben: Der Prozess der Transformation hat begonnen, das Räucherwerk löst sich nach und nach auf und schenkt uns die herrlichsten Düfte.

Gerade Räucherrituale oder -zeremonien werden traditionell mit der Kohle durchgeführt. Hier braucht es einfach den Rauch. Er wirkt verstärkend auf alle Ebenen, die mit dem Ritual angesprochen werden sollen. Sorgen Sie aber bereits während und auch nach der Räucherung für eine ausgiebige Belüftung.

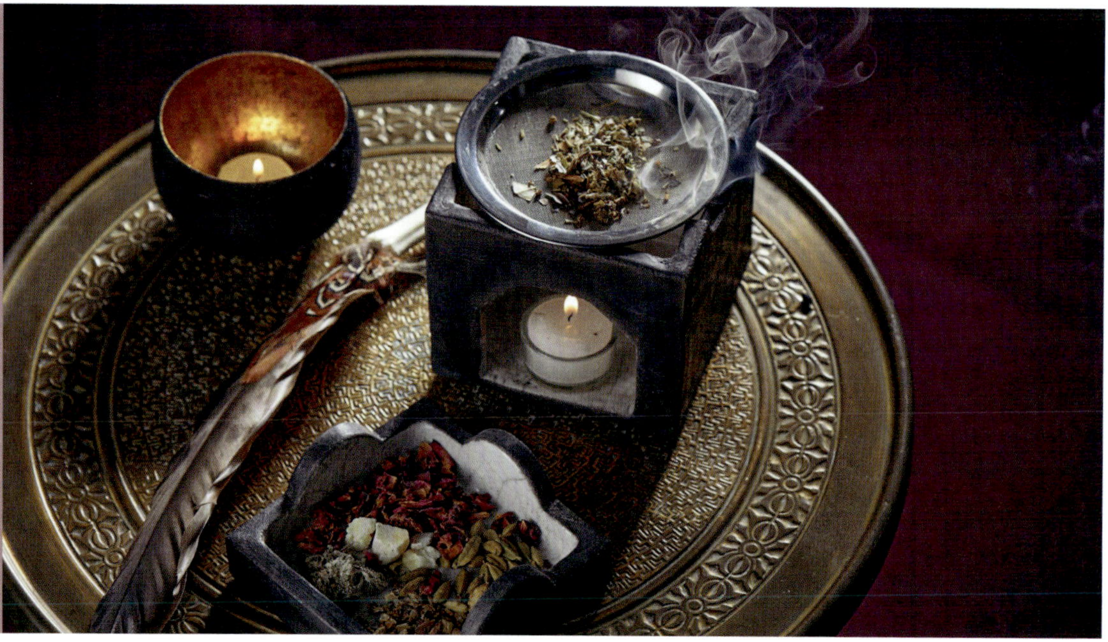

Räucherstövchen sind ganz einfach zu handhaben und schnell einsetzbar.

RÄUCHERSTÖVCHEN – MODERN UND TRENDIG

Das Räucherstövchen besteht aus einem feuerfesten Tonzylinder oder einem Metall-Gestell, aus einem Edelstahl-Drahtsieb darüber und aus einem Teelicht. Manche Menschen versuchen, eine Aroma-Duftlampe zum Räucherstövchen umzufunktionieren. Davon ist aber abzuraten, denn der Abstand zwischen Kerze und Drahtsieb muss stimmen: Bei zu kleinem Abstand ist die Hitze zu groß und das Räucherwerk verbrennt. Bei zu großem Abstand entwickelt sich kein Duft, weil die Wärmeentwicklung zu schwach ist.

Und so geht´s: Zünden Sie das Teelicht an und stellen Sie es in das Stövchen. Das Räucherwerk legen Sie nun einfach auf das Edelstahlsieb. Beachten Sie dabei eines: Beim Auflegen von Harz ist es empfehlenswert, ein kleines Stückchen Alufolie auf das Drahtsieb zu legen. Alternativ können Sie auch etwas Sand darauf streuen. So verhindern Sie, dass das geschmolzene Harz das Sieb verklebt.

Wenn das doch einmal passiert, lässt sich das Sieb gut mit dem richtigen Handwerkszeug reinigen. Halten Sie das Sieb mit einer kleinen Zange direkt über die Flamme einer Kerze. Das machen Sie am besten über der Spüle oder im Freien. Die Harzreste brennen dann vollkommen aus. Bürsten Sie die erkalteten Reste mit einer kräftigen Drahtbürste ab – schon ist das Sieb wieder sauber. Erschrecken Sie nicht, wenn die Harzreste beim Abbrennen manchmal entflammen. Wenn Sie das Sieb mit einer Zange halten, kann nichts passieren.

Das Räuchern mit dem Stövchen verkörpert das moderne Räuchern im Alltag. Es ist jederzeit einsetzbar: morgens am Schreibtisch im Büro, im Besprechungszimmer, in Praxis- und Behandlungsräumen, im Kinderzimmer, abends beim gemütlichen Sitzen im Wohnzimmer oder im Schlafzimmer mit einem entspannenden Duft.

Ein großer Vorteil ist, dass kaum Rauch entsteht. Wir dürfen uns der reinen Duftwirkung hingeben: die Raumluft erfrischen, Gäste „duftend" willkommen heißen, sich abends entspannen und erden. Das Stövchen ist schnell einsetzbar und lässt sich wirklich unkompliziert und einfach in jede Alltagssituation integrieren. Hier brauchen wir weniger Geduld als mit der Kohle, die erst richtig durchglühen muss und mehr Aufmerksamkeit von uns fordert. Beim Räuchern auf dem Drahtsieb können wir gleich loslegen.

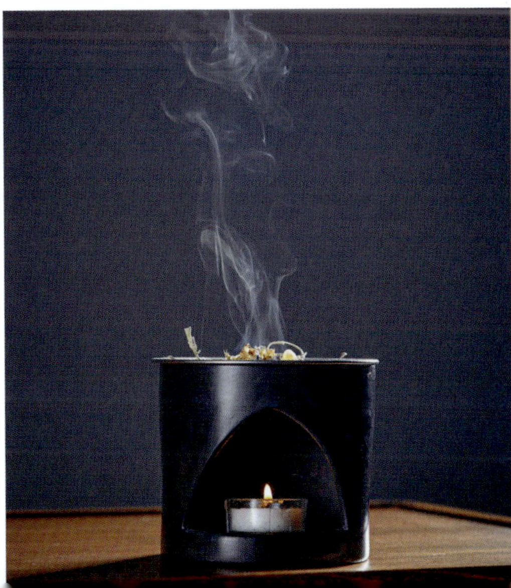

VON DER MITTE ZUM RAND

Legen Sie nur zu Beginn das Räucherwerk direkt in die Mitte über die Kerze. Sobald sich die ersten Duftschwaden entwickelt haben, schieben Sie es besser an den **Rand des Siebes.** Die Hitzeentwicklung dort reicht vollkommen aus, damit sich die ätherischen Öle lösen und sanft den Raum erfüllen. Feines Räucherwerk wie getrocknete Rosen- oder Apfelblüten legen Sie gleich an den Rand des Siebes. So verhindern Sie, dass das feine Material in der Mitte dunkel wird und anfängt zu verbrennen.

QUALITÄT BEIM EINKAUF

AM BESTEN IMMER NATUR PUR

Mit der Nase mal kurz Räucherware zu erschnüffeln, reicht nicht aus, um wirklich über die Qualität zu entscheiden. Denn wir werden heutzutage von Düften regelrecht überflutet, und das führt unser Riechorgan oft in die Irre oder besser gesagt in künstliche Gefilde. Wie also können wir gute Räucherqualität erkennen?

Über die Qualität und Duftintensität von eigens angebauten Kräutern wie dem Salbei oder dem Thymian geht nichts: Denn Kräuter, die in unserer unmittelbaren Umgebung wachsen, haben – energetisch betrachtet – die gleiche Schwingung wie wir. Vor allem, wenn wir sie beachten, hegen und pflegen. Wir können das wirklich im Duftaroma nachempfinden. Bei Harzen sind die Qualitätsunterschiede auffälliger als bei Kräutern. Harze bilden sich aus dem dickflüssigen Saft von Bäumen, der bei Verletzungen an der Rinde austritt, um die Wunde zu schließen. Weihrauch ist das wohl bekannteste Harz. Unter diesem Begriff kursiert jedoch das eigentümlichste, oftmals minderwertiges Räucherwerk im Handel. Schlechte Ware lässt sich in keinster Weise vergleichen mit der Kostbarkeit des echten Weihrauchs, auch Olibanum genannt.

Dieses wunderbare Geschenk der Natur wird oftmals verindustrialisiert: Wir finden im Handel kleinste Harzkügelchen, die vom ersten, oft unbrauchbaren Ernteschnitt stammen, ohne nennenswerte Inhaltsstoffe, gerne sogar bunt gefärbt und künstlich parfümiert. In dieser Kategorie schwelt auch so mancher Kirchenweihrauch. Klangvolle Namen wie *Paradies, Raphael, Weihrauch Gloria* oder *Lourdes Gold* machen die Qualität nicht besser. Selbst für Feng-Shui-Zwecke werden manchmal Harzmischungen in Rot-, Grün- und Gold-Färbung empfohlen, um eine bestimmte Wirkung zu erzielen.

VORSICHT GESUNDHEITSGEFAHR!

Warum ist die Qualität gerade beim Räuchern so wichtig? Der Geruchssinn steht als einziger unserer Sinne in unmittelbarem Kontakt mit dem Gehirn. Durch die Nasenschleimhäute dringen die Duftmoleküle also

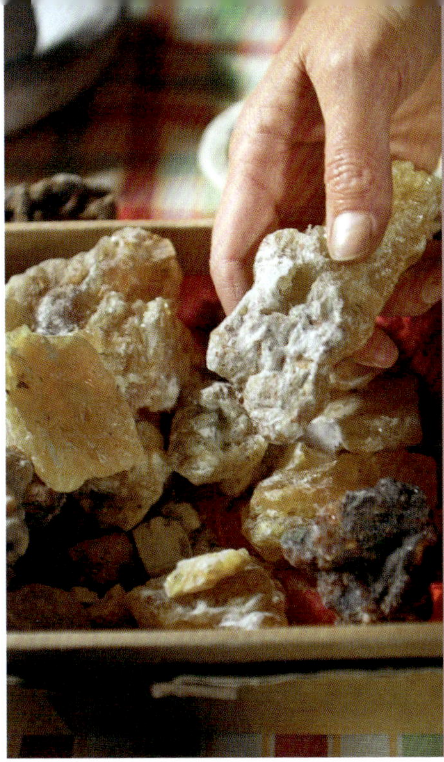

GEWEIHTER RAUCH, HEILIGES RÄUCHERWERK

Weihrauch bedeutet eigentlich **geweihter Rauch**. Eine geeignete Mischung kann aus unterschiedlichen heimischen und exotischen Harzen bestehen und sagt erst einmal nichts über die Qualität aus.

Das echte Weihrauchharz wird auch als **Olibanum** be- zeichnet. Es stammt von einem Balsambaumgewächs, dem *Boswellia*-Baum, der in Nordafrika und auf der arabischen Halbinsel gedeiht. Es gibt eine Vielzahl von unterschiedlichen Arten. Sie unterscheiden sich alle in Duft und Qualität. Die hochwertigsten und bekanntesten erhalten wir von den Stammpflanzen *Boswellia sacra, B. serrata* und *B. carteri.* Hochwertiges Olibanum hat eine tränenartige Form und ist fast durchsichtig oder zitronig-gelb bis milchig-weiß. Wenn wir im Folgenden von Weihrauch sprechen, ist immer der echte Weihrauch, also das Olibanum gemeint.

direkt in unseren Körper ein. Synthetische Duftstoffe, die häufig zur Parfümierung von minderwertiger Räucherware und bei Räucherstäbchen oder Räucherkegeln verwendet werden, setzen sich meist aus gesundheitlich bedenklichen Moschusverbindungen zusammen.

Sie stehen im Verdacht, sich gar nicht oder nur sehr langsam abzubauen und sich sogar im menschlichen Fettgewebe anzureichern. Diese synthetischen Mischungen lösen oftmals Unverträglichkeiten und andere Krankheitssymptome aus – im Gegensatz zu einem natürlichen Kräuter- und Harzduft. Die beste und gesundheitlich vollkommen unbedenkliche Variante ist das Harz, so wie es direkt und unverfälscht am Baum entsteht.

Letztlich geht es auch um den Respekt gegenüber dem großzügigen Geschenk der Natur. Das Harz fließt in herrlichen goldenen Farbtönen direkt aus dem Baumstamm. Weshalb sollte es in einem maschinellen Prozess gefärbt und parfümiert werden? Wenn bei einem Räucherritual Farben wichtig sind, dann lieber in Form bunter Stearin- oder Wachskerzen (aber bitte keine Duftkerzen!) und frischer Blüten. Stehen Sie also vor einer Kaufentscheidung, so fragen Sie sich oder den Verkäufer stets: Kommt das Material genau so von der Pflanze? Handelt es sich ausschließlich um reine Naturprodukte?

UNSERE KRÄUTER KENNENLERNEN

DAS KRÄUTERPARADIES VOR DER HAUSTÜR

Die Fülle an Frühlingskräutern ist fast grenzenlos. Es gibt kaum einen Laden, der sie nicht im Angebot hat. Hier bitte stets sorgfältig auswählen. Sie können natürlich gerne im Supermarkt Kräuter kaufen. Doch sind diese häufig nicht so robust und langlebig wie Kräuter aus einer Fachgärtnerei, die aus eigener Anzucht sind oder nach biologischen Kriterien gedeihen durften. Wer lange Freude an seinen Kräutern haben möchte, kauft besser im Fachgeschäft (Bezugsquellen S. 91).

Kräuter aus dem eigenen Garten, selbst geerntet und getrocknet, verbinden auf einer tiefen Ebene mit dem Räucherwerk.

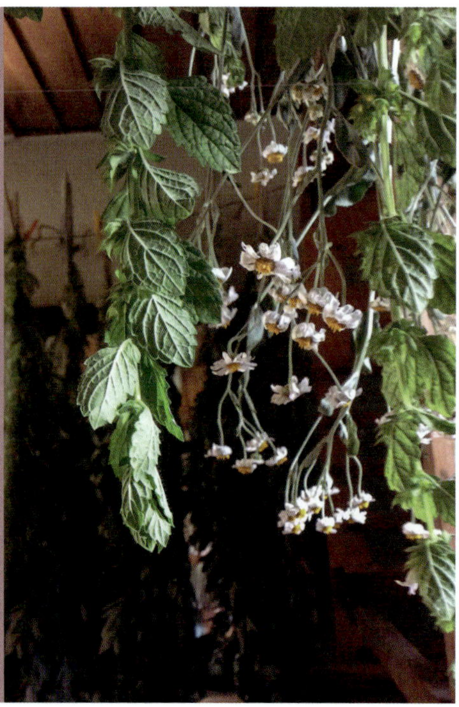

Empfehlenswert ist es, wenn Sie sich bereits während der Kräuterhauptzeit im Sommer auf die Düfte in der späteren Jahreszeit einstimmen: Hocharomatische Pflanzen sind Lavendel, Minze, Rosmarin, Thymian, Kamille, Zitronenmelisse, Ysop oder Majoran. Sie können dann bereits an lauen Sommerabenden die Vorfreude auf das Räuchern genießen, wenn die zarten Duftfäden an Ihrer Nase vorbeiziehen.

Auch auf dem kleinsten Balkon können Sie Räucherkräuter ziehen, die dann auch gleich noch für die Küche geeignet sind. Wichtig ist immer ein sonniger Standort, möglichst windgeschützt. In Töpfen benötigen die Kräuter mehr Aufmerksamkeit von Ihnen als in einem Beet. Topfen Sie deshalb nach dem Kauf erst einmal in einen größeren Kübel um. Gießen Sie regelmäßig, doch vermeiden Sie Staunässe. Eine Fülle an Ratgebern steht Ihnen hier zur Seite.

Neben allen klassischen Küchenkräutern eignen sich auch andere Pflanzen zum Räuchern. Übertreiben Sie es aber nicht, das führt sonst zur Verwirrung. Fangen Sie lieber mit ein paar wenigen an. Fünf bis sieben Lieblingskräuter reichen vollkommen aus. Experimentieren Sie mit Ihnen, finden Sie eigene kreative Mischungen. Gerade in Kombination mit passenden Harzen können Sie mit wenigen Kräutern bereits sehr wirkungsvolle Mischungen kreieren.

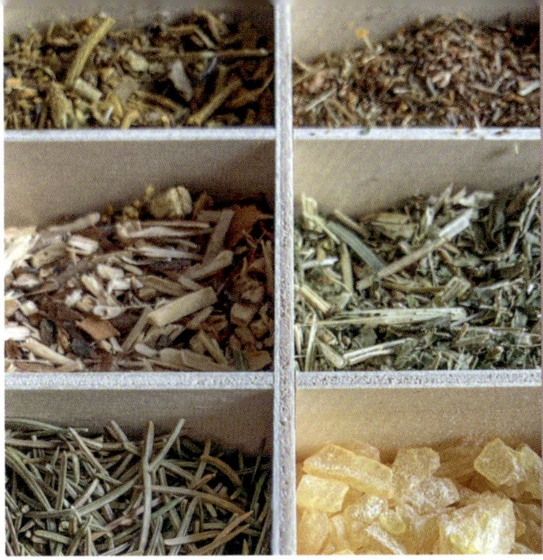

REZEPTUREN MIT KRÄUTERN, GEWÜRZEN UND HARZEN

- **Morgendliches Munterwerden:** Rosmarin, Minze, Beifuß, Kampfer
- **Kreativer Schub im Büro:** Muskatnuss, Thymian, Kardamom, Wacholder-Beeren, weißer Copal
- **Entspannende Abendmischung:** Lavendel, Melisse, Kamille, Rosenblüten, Myrrhe

LANGSAM DAS SORTIMENT ERWEITERN

Wenn die Lust und Experimentierfreude steigt, können Sie das Sortiment gerne erweitern. Probieren Sie es einmal mit folgenden Pflanzen:

Johanniskraut: Am besten sammeln Sie es in der freien Natur. Da es so ein hübsches Pflänzchen ist, haben es viele Menschen auch gerne direkt am Haus. Sammeln Sie nur die Blüten. Johanniskraut *(Hypericum perforatum)* darf in keiner Mischung fehlen, die Licht und Sonne symbolisiert. Es ist eine ganz elementare Räucherpflanze (Porträt S. 72).

Salbei: Der Salbei, *Salvia officinalis*, ist der Klassiker. Machen Sie aber unbedingt auch einmal die Bekanntschaft mit dem Weißen Salbei, *S. apiana*. Ein unvergleichlich aromatischeres Dufterlebnis kommt ihnen da entgegen. Im Winter braucht er ein geschütztes Plätzchen. Auch der Muskatellersalbei, *S. sclarea*, hält einen ganz besonderen Duft bereit. Nicht nur die Blüten, die ganze Pflanze riecht geradezu verschwenderisch. Muskatellersalbei lässt sich auch gut in einem Kübel ziehen. Alle Salbei-Arten sind ausgezeichnete Räucherkräuter für eine atmosphärische Reinigung und für geistige Klarheit (Porträt S. 78).

Beifuß und Wermut: Da fällt die Wahl schwer. Die Vielfalt erstreckt sich vom Gewöhnlichen Beifuß *(Artemisia vulgaris)* bis zum Steppenbeifuß *(A. ludoviciana)*. Letzterer ist in der indianischen Tradition das wichtigste Räucherkraut. Vertrauen Sie stets Ihrer eigenen Nase. Verreiben Sie ein Blättchen zwischen den Fingern und Sie wissen sofort, ob Sie etwas mit dem Duft einer bestimmten Pflanze anfangen können oder nicht (Porträt S. 69). Auch alle Wermut-Arten verströmen beim Räuchern eine hocharomatische Note. Sie sind unempfindlich und gedeihen sehr gut im Kübel oder Beet (Porträt S. 81).

ERNTEN UND SAMMELN

DER PASSENDE ZEITPUNKT

Für Kräuter, Harze und Wurzeln gibt es ideale Sammel- bzw. Erntezeitpunkte, sofern das Wetter mitspielt. Für Kräuter und Harze gelten die Tage zwischen dem 15. August (Mariä Himmelfahrt) und dem 8. September (Mariä Geburt) als perfekt. Diese Zeitspanne wird *Frauendreißiger* genannt und war schon immer die Zeit der Haupternte: Die Kräuter haben gerade in diesen Tagen die höchste Konzentration an ätherischen Ölen, ihre Heilkraft steckt in den oberen Pflanzenteilen. Sammeln Sie immer an einem sonnigen Tag, am besten vormittags noch vor der größten Mittagshitze. Tau sollte verdunstet sein.

Wurzeln graben Sie erst ab Mitte September bis in den Oktober hinein aus. Dann haben sich die Pflanzensäfte bereits wieder zurückgezogen und befinden sich im Wurzelstock, der jetzt über sehr starke Heilkräfte verfügt.

Die Fülle an Kräutern ist im Sommer unerschöpflich.

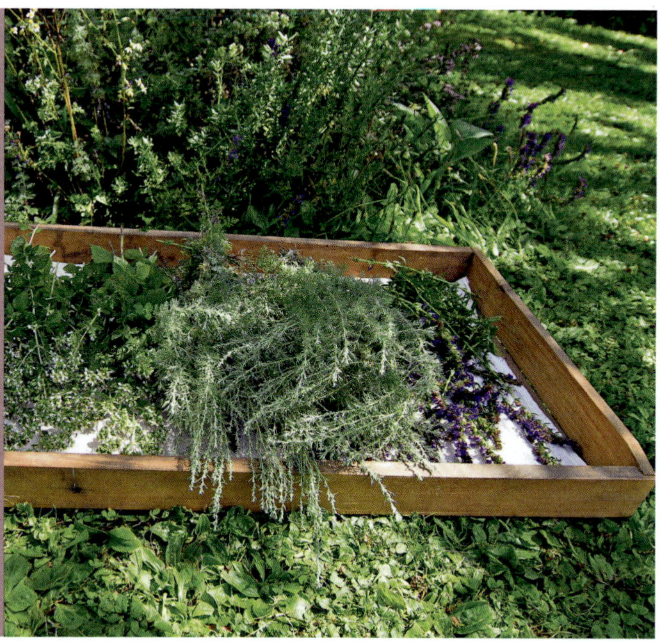

Immer wieder kommt die Frage auf, wie es sich mit der Kräuterernte in Verbindung mit dem Mondkalender verhält. Die Antwort: Wenn Zeit, Ruhe und Muse vorhanden sind, ist es optimal, nach dem Mondkalender zu ernten. Wenn Sie einen dichtgedrängten Tagesablauf vor sich haben, sollten Sie allerdings auf das Ernten verzichten, selbst wenn der Mondkalender dann genau das vorgibt. Stress und Hektik haben bei der Ernte nichts zu suchen. Allgemein gilt: Die Kräuterernte ist bei zunehmendem Mond besser als bei abnehmendem.

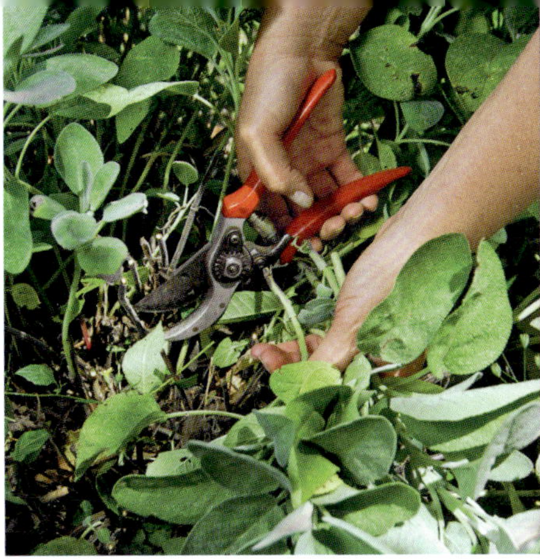

ERNTE-TIPPS

Blicken Sie „Ihre" Kräuter an, nehmen Sie sie wahr, spüren Sie in sie hinein. Ernten Sie stets mit einem Gefühl der Freude und Dankbarkeit. Seien Sie **achtsam** beim Abschneiden. Entnehmen Sie der Natur stets nur so viel, wie Sie selbst wirklich benötigen. Lassen Sie immer einige Triebe stehen, damit Sie eine Pflanze nicht ausrotten – und sich auch andere Menschen noch an ihr erfreuen können.

DIE INNERE HALTUNG ZÄHLT

Wer mag, kann beim Erntevorgang eine Vielfalt an Regeln beachten. Das hängt jedoch auch von der weiteren Verwendung ab. Bei der Kräuterernte für Tee sollten Sie aus hygienischen Gründen viel strengere Regeln beachten als das bei Räucherkräutern notwendig ist. Am Allerwichtigsten sind immer Ihre Intuition und Ihre innere Haltung. Denn Ihre innere Energiespannung überträgt sich auf die geernteten Kräuter und Harze. Erfreuen Sie sich also an der Pflanze, bewundern Sie Farben und Wuchs. Sind Sie dankbar für das, was sie Ihnen schenkt. Das sind genauso wichtige Beiträge zu einem gelungenen Erntevorgang wie die persönliche Fragestellung, ob Sie mit einem Metallmesser schneiden oder mit einem Keramikmesser. Rupfen Sie die Kräuter niemals einfach ab. Besser ist auf jeden Fall eine gute Rebschere oder ein scharfes Messer.

Transportieren Sie Ihre erntefrischen Kräuter in einem großen Weidenkorb oder in Obstkisten, bis sie zum Trocknen weiterverarbeitet werden. Plastiktüten oder -dosen bitte nicht verwenden. Die Kräuter müssen nicht gewaschen werden. Das ist nicht nötig, wenn es um Räuchermischungen geht. Entfernen Sie aber braune und kranke Blättchen oder Blüten. Das reicht aus.

Beim Räuchern ist es schön, auch Blüten in der Mischung zu haben. Der Anblick einer in gelben, roten oder lila Farben leuchtenden Mischung erfreut Ihre Seele, schon bevor sich Ihre Nase am Duft labt. Achten Sie beim Ernten darauf, dass die Blüten noch nicht am Verblühen sind, denn dann haben sie nicht mehr ausreichend Aroma gespeichert. Wenn Sie nicht in Ihrem eigenen Garten ernten, sondern in der freien Natur, achten Sie bitte auf den Naturschutz. Viele Pflanzen dürfen nicht gesammelt werden! Ernten Sie stets bitte immer nur Teile einer Pflanze. Dann kann sie sich weiter vermehren und bleibt auch anderen Kräuterbegeisterten erhalten.

TROCKNEN UND AUFBEWAHREN

WAS EIN ECHTER TROCKENRAUM IST

Nach dem Ernten lassen Sie die Kräuter am besten noch zwei bis drei Stunden an der frischen Luft liegen. Nicht gerade in der prallen Sonne, sondern an einem schattigen Ort. Dadurch verlieren die Pflanzen bereits viel Feuchtigkeit, die Sie dann schon nicht mehr im Trockenraum haben. Außerdem können sich auch die zahlreichen kleinen Insekten, die sich in den Pflanzen verbergen, in Sicherheit bringen.

Zum Trocknen hängen Sie ganze Kräuterbüschel mit längeren Stängeln mit der Spitze nach unten als Bündel auf. Das eignet sich zum Beispiel für Salbei, Beifuß, Wermut, Eberraute, Muskatellersalbei, Johanniskraut, Mädesüß oder Rosmarin. Das tun Sie in einem Trockenraum, den Sie immer wieder einmal gut lüften. Dieser Raum soll nicht gerade sonnendurchflutet sein, denn direkte Sonnenstrahlen lassen die Kräuter schnell ausbleichen. Eine hübsche Schnur von einer Küchenwand zur anderen tut es dabei durchaus auch. Dekorativ gebündelt sind die Kräuter dort auch gleich etwas für das Auge.

Trocknen Sie niemals unter einem offenen Vordach oder einem überdachten Balkon, das geht garantiert schief. Die Kräuter ziehen unter solchen Umständen immer wieder Feuchtigkeit an, verfärben sich braun oder werden sogar schimmelig. Dann war die ganze schöne Arbeit umsonst.

KISTCHEN VOM NETTEN OBSTHÄNDLER ...

Zarte Blütenblätter wie Rosen-, Apfel- und Jasminblüten oder kleinwüchsige Kräuter wie Kamille und Thymian können Sie am besten in Holzkisten trocknen, die Sie mit unbehandeltem und sauberem Stoff oder mit Küchenpapier ausgelegen. Der freundliche Obsthändler am Marktstand oder die nette Verkäuferin im Supermarkt geben Ihnen bestimmt gerne ein paar Kistchen ab. Sie eignen sich ideal, um sie auf engem Raum übereinander zu stapeln. Sie werden dabei gut von allen Seiten belüftet. Ideal sind auch alte Obst-Stellagen, in denen früher Kartoffeln und Äpfel aufbewahrt wurden.

Legen Sie die zarten Blüten beim Trocknen aber nicht übereinander. Das Pflanzengut verschimmelt sonst. Das kann leicht zu Enttäuschungen führen, gerade wenn Sie nicht mehr nachsammeln können. Legen Sie also alles schön nebeneinander, bis der Kistenboden bedeckt ist. Nach ein paar Tagen gibt es dann eine kleine Überraschung: Die Blüten sind auf ein Viertel ihrer ursprünglichen Größe geschrumpft. Die Kräuter benötigen je nach Beschaffenheit unterschiedlich lange, bis sie trocken sind. Wenn sie sich leicht zwischen den Fingern zerbröseln lassen, sind sie genau richtig – nämlich rascheltrocken.

Harze, die noch weich sind, sollten Sie erst gar nicht ernten. Sie benötigen mehrere Monate, bis sie ganz ausgehärtet sind. Weiches Harz bleibt an den Fingern kleben und kann dann nur noch mit Butter oder fettem Pflanzenöl entfernt werden. Außerdem schädigen Sie den Baum, der sein frisches Harz ja braucht, um eine akute Wunde zu schließen. Wenn Sie trotzdem nicht darauf verzichten möchten, weil die Gelegenheit gerade übermäßig üppig vorhanden ist, dann schaben Sie mit einem Messer vorsichtig wenig (!) Harz vom Baum ab. Das Messer wischen Sie an einem Backpapier ab. So können Sie das Harz auch gleich zum Trocknen auslegen. Am besten ist es jedoch, das Harz prinzipiell in getrocknetem Zustand zu ernten.

DAS RICHTIGE GEFÄSS

Fertig getrocknete Kräuter können Sie sofort zerkleinern oder erst beim Räuchern. Die Blätter streifen Sie dabei mit den Fingern von den Stängeln in eine Schüssel hinein. Festere Blätter und Stängel wie etwa Rosmarin schneiden Sie mit einer Schere in kleine Stückchen. Im Fachhandel gibt es dafür spezielle Kräuterscheren mit drei Klingen, was sehr praktisch ist. Zur Aufbewahrung verwenden Sie Papiertüten oder Schraubgläser. Letztere im dunklen Schrank aufbewahren, sonst bleichen die lichtempfindlichen Kräuter aus.

Harmonie beim Trocknen: Indianernessel, Alant, Lavendel und Rosmarin

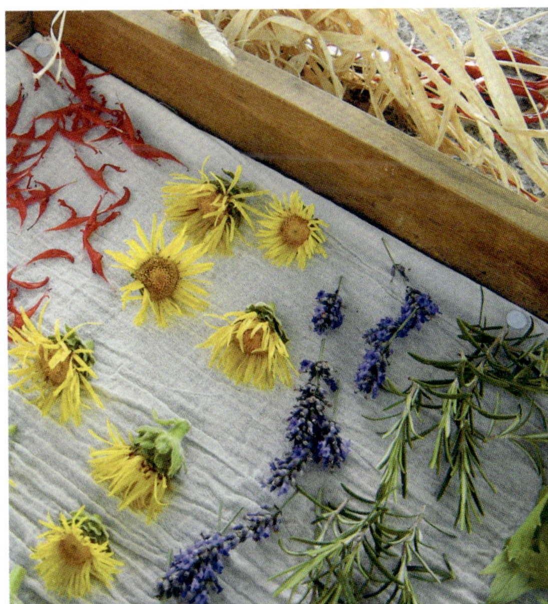

BEIM MISCHEN BEACHTEN

MULTIKULTI IN DER RÄUCHERSCHALE

Immer wieder tauchen beim Zusammenstellen der optimalen Räucherstoffe zwei Fragen auf: Welche Kräuter nehme ich? Und: In welchem Verhältnis mische ich? Für feine Räuchermischungen brauchen wir mehr als „nur" hochwertige Kräuter. Denn Harze wirken als Duft-Fixierer: Sie verstärken den Duft der Kräuter, wodurch er sich länger im Raum hält. Alles beginnt also bei den Harzen.

Harze unserer heimischen Nadelbäume wie Tanne, Kiefer oder Fichte zu unterscheiden, ist fast unmöglich. Manchmal werden sie unter dem Begriff *Burgunderharz* zusammengefasst. Es kann auch sein, dass sie als *Waldweihrauch* angeboten werden. Der Waldweihrauch hat aber mit dem, was wir wirklich unter Weihrauch verstehen, nämlich Olibanum aus Afrika und Arabien, nichts zu tun.

Meist ist nicht nachvollziehbar, von welchen Stammpflanzen die Harze in derartigen Mischungen kommen. Im Handel angebotenes Kiefernharz kommt fast ausschließlich aus Portugal und China. Beim Kauf von „Echtem Tannenharz" sollten ebenfalls die Alarmglocken läuten. Es ist sehr wahrscheinlich, dass wir es hier mit dem günstigeren Kiefernharz zu tun haben. Die Verwirrung ist groß und selbst für Experten nicht einfach zu durchschauen. Wer also gerne heimische Harze für seine Räuchermischungen haben möchte, der macht sich selbst auf in den Wald.

Es kann geradezu ein meditativer Prozess sein, die Bäume auf der Suche nach dem Kostbarsten, das sie zu geben haben, genau in Augenschein zu nehmen. Glücklich kann sich schätzen, wer an Lärchenharz herankommt. Es ist selten, teuer, schwierig zu sammeln und noch schwieriger zu verarbeiten. Dieses Harz bleibt eher zäh bis flüssig. Es wird in pulverisierte Kräuter und Harze eingearbeitet, die es gut aufsaugen.

Daneben gibt es eine Vielzahl exotischer Harze, die sehr gut zu Duft und Wirkung unserer heimischen Räucherkräuter passen. Übrigens haben schon die Kelten diese Erfahrung für medizinische und magische Zwecke genutzt. Interessanterweise ist die älteste Handelsroute der Welt die Weihrauchstraße von Südarabien bis zum Mittelmeer. Sie wurde ver-

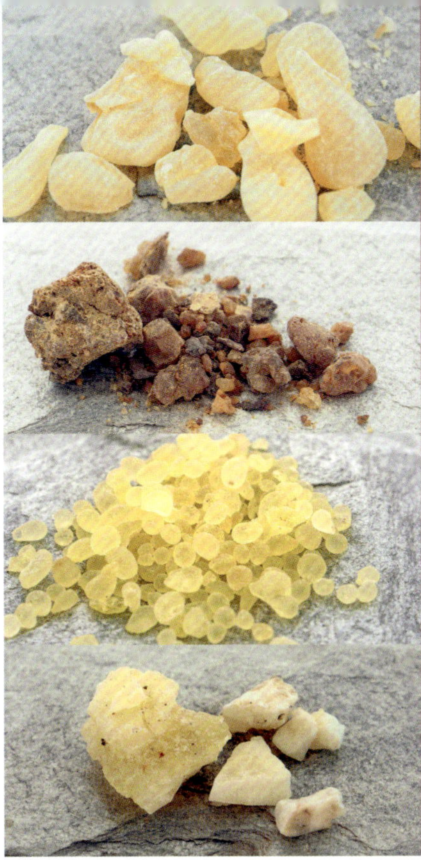

GRUNDAUSSTATTUNG AN HARZEN

Dazu gehört ein guter **Weihrauch,** wie Olibanum aus dem Oman. Weihrauch symbolisiert Geist, Verstand, Himmel und das männliche Element. Wer eine unüberwindbare Abneigung gegenüber Weihrauch hat, der kann statt dessen hochwertigen Mastix, Dammar oder Sandarak kaufen.

Myrrhe oder, wem sie zu herb ist, das süßlicher duftende **Opoponax.** Myrrhe ist der Gegenpart respektive die ideale Ergänzung zum Weihrauch. Sie symbolisiert Erde, Mütterlichkeit, Weiblichkeit, Wärme.

Mastix, das Harz des Pistazienbaumes: Das sind kleine, durchsichtige, gelbe Kügelchen. Sie sind teuer, jedoch unvergleichlich im Duft. Mastix symbolisiert Licht und Sonne.

Weißer oder schwarzer **Copal**: Der echte, weiße *Protium Copal* gilt in Südamerika als edelstes Räucherwerk. Er verströmt einen betörenden Duft und lässt sich schön mischen mit Kräutern wie Rosmarin, Thymian, Salbei, Minze und Süßgras. Der schwarze Copal hat einen süßlichen, schwereren Duft. Mit Lavendel- sowie Rosenblüten und Sandelholz ergibt er eine hocharomatische Abendräucherung.

Von oben nach unten: Weihrauch, Myrrhe, Mastix, weißer Copal

mutlich bereits ab etwa 1000 vor Christus genutzt, um Harze und Gewürze nach Europa zu transportieren. So kamen auch unsere Vorfahren in den Genuss dieser köstlichen Ingredienzen aus dem Orient.

Vergessen Sie Waage und genaueste Abmessungen beim Mischen. Eine eigene Mischung herzustellen hat vor allem mit persönlicher Intuition zu tun. Der Duft Ihrer eigenen Mischung spiegelt Ihre Seele wider. Als grobe Orientierung gilt: maximal 1/4 Harze und 3/4 Kräuter. Es versteht sich von selbst, stark duftende Kräuter sparsamer zu verwenden als schwächer duftende. Vertrauen Sie dem allerersten Impuls, den Sie innerlich wahrnehmen, wenn Sie Ihre Nase in die Kräuter halten. Das ist Ihre Intuition, Ihre innere Stimme, die Ihnen jetzt sagt, wie viel sie wovon nehmen sollen. Sie werden größte Freude haben an Ihrer ganz persönlichen Mischung, an Ihrem Duft! Er wird Sie stets in Ihrem Innersten berühren …

Bei selbst hergestellten Mischungen sammeln sich die pulverisierten Harze am Boden der Dose oder Tüte an, da sie schwerer als die zarten Kräuter sind. Je nachdem, wo sie zugreifen, entsteht also ein anderer Duft. Genau das zeichnet eine reine, natürliche Mischung aus.

MIT DÜFTEN VERBUNDEN

UNSER WUNDERVOLLES RIECHORGAN

Die wissenschaftliche Forschung der letzten Jahrzehnte hat verstärkt den Weg gewiesen zu jenem Sinn, der uns meist am tiefsten bewegt und beeindruckt: Das ist der Riechsinn. Spannend, was alles herausgefunden wurde über die Nase, dieses lange fast schon vernachlässigte Sinnesorgan. Sie ist es, die „entscheidet" über den Geschlechtspartner, den wir wählen. Sie zeigt an, welches Gegenüber wir sympathisch oder unsympathisch finden. Der Duft von Zitrone verbessert unsere Konzentration. Kinder sind weniger aggressiv und viel entspannter, wenn es im Klassenzimmer nach Orange riecht. Unglaublich ...

... und doch wieder nicht, wenn wir uns die Evolution ansehen. In den Anfängen der Menschwerdung hat das Riechen über Leben und Tod entschieden. Die Nase nahm den Geruch von Raubtieren wahr, noch bevor etwas zu sehen war – und das bedeutete dann „Nichts wie weg!" Essbares wurde erschnüffelt und auch Giftiges von Ungiftigem durch das Riechen unterschieden.

DER WEG VON DER NASE IN DIE SEELE

Was passiert nun genau, wenn wir etwas riechen? Die Duftmoleküle aus der Luft werden über die Nasenschleimhaut aufgenommen. Bereits ab dieser Stelle startet ein hochkomplizierter Vorgang im Kopf. Machen wir es möglichst einfach: Stellen Sie sich eine 4-spurige Autobahn vor, ohne Geschwindigkeitsbegrenzung, Stau, Baustelle, Ausfahrten und – das Wichtigste – ohne Verkehrskontrollen. Duftinformationen rasen sozusagen direkt in den ältesten Teil unseres Gehirns, in das limbische System. Die Großstadt Großhirn, bekannt für Kontrolle, Bewertung und Zensur, wird dabei geschickt umfahren, hat also keinen Einfluss auf das, was da von außen kommt.

Nach rasanter Fahrt werden die Duft-Informationen großzügig an die Bewohner am Zielort verteilt: an Gefühle wie Freude und Furcht, an Affekte wie Lachen, Wut und Ärger, an Motivation, Kreativität und Erinnerungen. So reagiert jeder Mensch in ganz einzigartiger Weise auf einen bestimmten

Duft – wie wir alle aus eigener Erfahrung wissen.

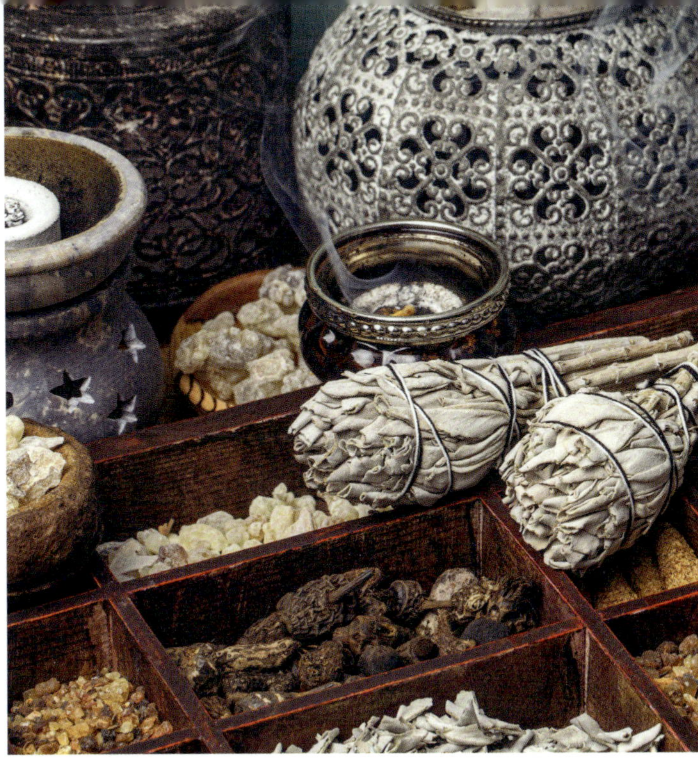

Jeder Pflanzenduft transportiert also einerseits bestimmte Informationen und Botschaften. Diese passen aber andererseits nicht immer in die aktuelle persönliche Lebenssituation. Nehmen wir folgendes an, um das zu verdeutlichen: großer Stress im Büro, Arbeitsbelastung hoch, Zeitdruck den ganzen langen Tag, die Gedanken rotieren, erste psychosomatische Anzeichen sind auch schon da. So oder ähnlich kennen das viele von uns. Die Düfte von Myrrhe und Sandelholz sind jetzt das Mittel der Wahl: Sie verlangsamen, beruhigen, erden, zentrieren, gleichen aus und harmonisieren. Doch in unserem Innersten zeigen alle Weichen genau in die andere Richtung. Wir sind mit absoluter Hochgeschwindigkeit unterwegs und können uns so einiges vorstellen – Ruhe und Besinnlichkeit aber gerade nicht.

Die Möglichkeiten, Düfte zu inszenieren, sind unendlich.

Was passiert also in dieser Situation? Unsere Seele dürstet nach einem entspannenden Dufterlebnis – und wir ignorieren das einfach. Der Duft wirkt trotzdem, auf der rein emotionalen Ebene. Die haben wir aber komplett ausgeblendet, sonst würden wir die ganze Hektik gar nicht aushalten. Viel tiefgreifender und besser wäre aber die Wirkung, wenn wir uns rational *und* emotional der Situation gegenüber öffnen würden.

Denn genau dann ergreifen wir aktiv die Chance, etwas ins Positive und Heilsame zu verändern: zum Beispiel den Abstand zwischen uns und dem drohenden Burnout zu vergrößern. Denn wie gesagt: Die Düfte wirken auf uns, wir gehen in unmittelbare Resonanz. Nur sollten wir gleichzeitig auch dafür sorgen, dass wir ihre Botschaften erkennen. Mithilfe eines bestimmten Duftes können wir unseren Seelenraum am besten öffnen und unsere inneren Bedürfnisse wahr- und ernstnehmen. Dann werden wir beschenkt mit Wohlbefinden, Gelassenheit, einer tief empfundenen Ruhe und inneren Bildern.

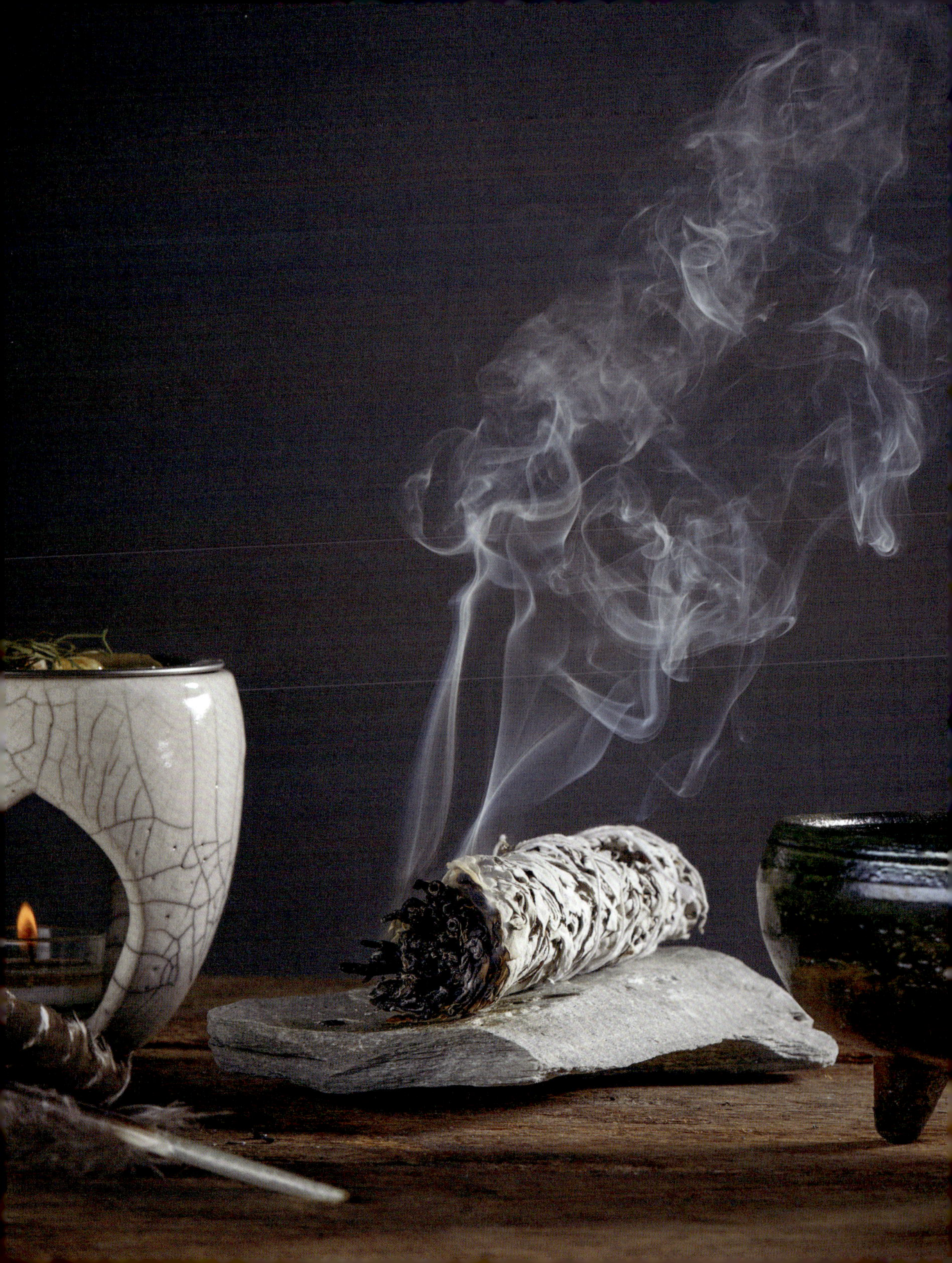

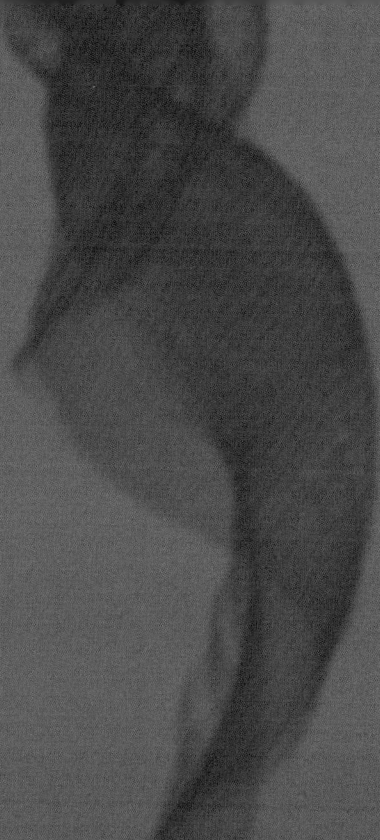

Wie Räucherdüfte wirken

In unserem modernen Alltag gibt es jede Menge Gelegenheiten, wie uns das Räuchern begleiten und unterstützen kann. Wir können uns mit feinen Düften erfreuen und entspannen, wenn uns der Stress wieder einmal zu viel wurde. Oder wir wählen eine Mischung, die belebt und fit macht, wenn wir uns müde und abgearbeitet fühlen. Für jede Situation, für jede Lebensphase finden Sie auf den folgenden Seiten Anregungen für Räucherstoffe und -mischungen, die Sie leicht ausprobieren und in Ihr Leben integrieren können.

KLÄREN UND REINIGEN

FÜR DIE RAUM- UND SEELEN-ATMOSPHÄRE

Beim Klären und Reinigen gibt es zwei Richtungen: die äußere und die innere Dimension. Zum einen verstehen wir darunter das Bedürfnis nach einer neutralen oder angenehmen Energie in Räumen. Zum anderen kennen viele Menschen den Wunsch, sich mit Hilfe passender Räucherdüfte von alten, hemmenden Themen zu verabschieden.

Der Duft von sorgsam komponierten Mischungen mit Harzen wie Weihrauch vertreibt effektiv "dicke" Luft.

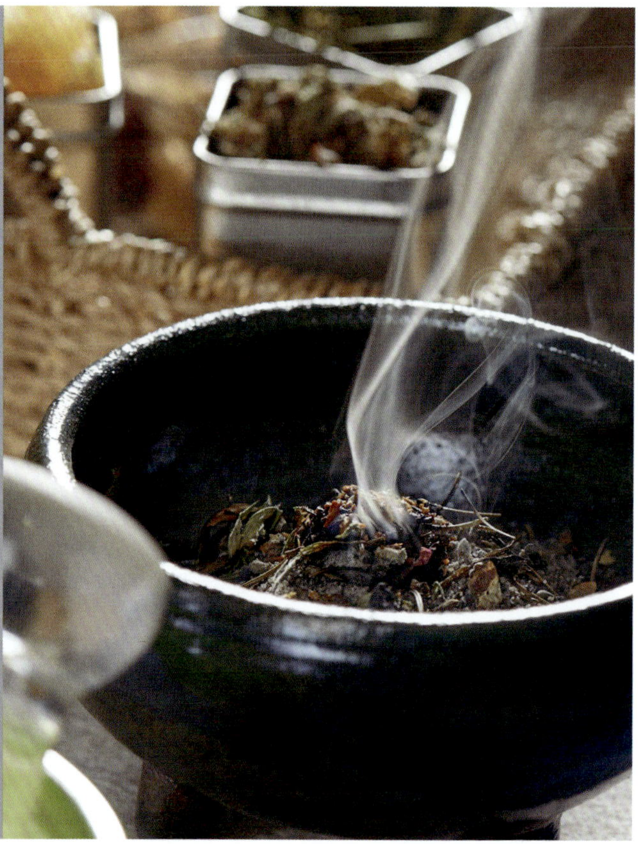

Schauen wir uns zunächst die äußere Atmosphäre an. Nach einem Umzug spüren die neuen Eigentümer oder Bewohner oftmals, dass in dem Haus oder der Wohnung früher viel gestritten wurde. Vielleicht wissen sie auch, dass es zum Beispiel eine Trennung gab. Nun wollen sie diese Altlasten energetisch neutralisieren, um einen unvorbelasteten und guten Start im neuen Heim zu haben. Oder sie erfahren, dass das neue Wohngebiet einst ein umkämpfter Kriegs-Schauplatz, das renovierte Gehöft Teil eines ehemaligen Schlachthofes war. Solche Informationen lassen die Neuankömmlinge selten gut schlafen, selbst wenn sie bis dato mit Energien von Orten nicht viel am Hut hatten.

Eines ist klar: Jeder Mensch hinterlässt in einem Raum seinen „energetischen Fingerabdruck“. Die Feinfühligen unter uns können diese Schwingungen sehr gut wahrnehmen. Ein jeder von uns kann zumindest spüren, wenn irgendwo „dicke

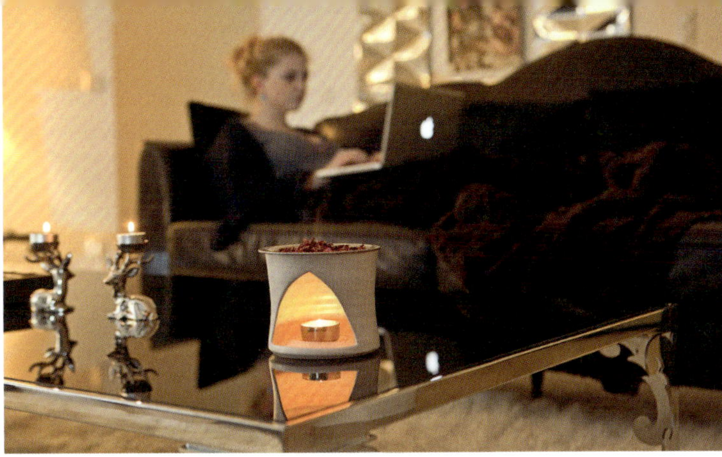

MISCHUNG ZUM REINIGEN

2 TL Weihrauch, 2 TL Beifuß, 2 TL Weißer Salbei, 1 Msp. Kampfer. Nach Bedarf können noch Tannen-Nadeln oder Wacholder-Holz, -Beeren, -Nadeln dazugegeben werden.

Luft" herrscht. Überall dort, wo viele Menschen – etwa Kunden eines Geschäftes oder Patienten einer Praxis – ein- und ausgehen, ballen sich die unterschiedlichsten Schwingungen. Auch in Besprechungs- und Konferenzräumen ist die Energie durch kontrovers geführte Diskussionen und das Ringen um Ergebnisse geprägt. Als Besucher solcher Orte spüren wir das, auch wenn wir es oft nicht benennen.

Was hilft in solchen Situationen? Wir sind nicht auf Gedeih und Verderb auf eine schlechte Atmosphäre angewiesen – sondern wir können diese aktiv verbessern: Eine energetische Raum-Reinigung führt zu einer spürbaren Veränderung der Atmosphäre. Der Raum fühlt sich dann sofort leichter und klarer an. Wir selbst beginnen uns zu entspannen und es wird uns wohler und wohler. Diese Vorgänge finden mehr oder weniger bewusst statt, je nachdem, wie wir uns auf die neu geschaffene Atmosphäre einlassen, wie wir uns ihr gegenüber öffnen.

Sie können dafür zum Beispiel einen echten Weihrauch, am besten Olibanum *Oman* oder *Somalia*, nehmen: Damit haben Sie einen der effektivsten Räucherstoffe, wenn es um das Klären und Reinigen geht. Verwenden Sie hierfür stets die Technik mit der Kohle (S. 12/13), denn der Rauch hat einen zusätzlichen Effekt. Wir können uns das so vorstellen: Nieder schwingende, belastete Energien werden vom duftenden Rauch gebunden, der eine höhere und reinere Schwingung hat. Die dunklen, schweren Energien werden dadurch auf eine höhere Ebene gehoben, transformiert und letztlich neutralisiert.

Bei allen Mischungen, die Sie in diesem Kapitel finden, lässt sich nicht unbedingt sagen, wie viel genau Sie auflegen sollen. Das kommt immer auf die Duftintensität, die Sie wünschen, und die individuelle Dauer der Räucherung an. Bei einer Hausräucherung ist die benötigte Menge abhängig von der Anzahl der Räume und Stockwerke. Legen Sie sich einfach einen kleinen Vorrat Ihrer Mischungen an, dann können Sie jederzeit schnell loslegen.

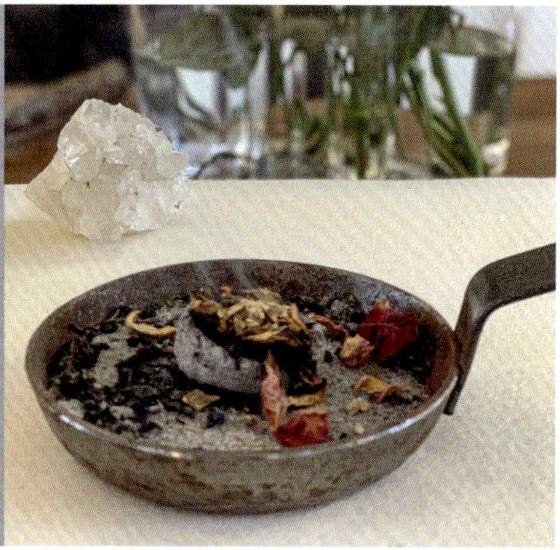

Ein schönes Ritual für jedes Heim: wenigstens einmal im Jahr alles durchräuchern

EIN HAUS RÄUCHERN

Beginnen Sie stets in der Küche – traditionell war dort die Feuerstelle und damit bereits für unsere Ahnen der wichtigste soziale Raum, in dem sich alle Bewohner trafen. Legen Sie die glimmende Kohle am besten in eine Räucherschale mit Fuß, denn diese lässt sich gut halten, um auch über einen längeren Zeitraum keinen schweren Arm zu bekommen.

Von der Küche aus gehen Sie an die Eingangstür, von dort dann im Uhrzeigersinn durch alle Räume des Haues. Fächeln Sie mit einer großen Vogelfeder – sie verkörpert das Element Luft – von unten nach oben in die Ecken, achten Sie auch auf Ecken, Kanten und Säulen. Auch alten Erbstücken wie Möbeln tut es gut, einmal ausgeräuchert zu werden. In einem mehrstöckigen Haus gehen Sie von der Küche erst in den Keller und erst dann nach oben. Je nach Größe Ihrer Wohnung benötigen Sie mehrere Kohlen.

Achten Sie darauf, dass Sie immer ausreichend Räucherwerk auflegen, es sollte während der ganzen Zeremonie Rauch entstehen. Am Ende kehren Sie in die Küche zurück, dort schließt sich der Kreis. Sie können danach noch nach draußen gehen und um Ihr Haus herum räuchern. Im Idealfall halten Sie die frisch geräucherten Räume einige Stunden geschlossen und lüften erst später. Das ist jedoch nicht zwingend notwendig. Wenn Sie sich dort aufhalten müssen, dann lüften Sie gleich. Auch das hängt von Ihrer Intuition ab. Spüren Sie in die Räumlichkeiten. Was nehmen Sie dort wahr? Braucht es sofort frische Luft oder kann die Räucherung eine Zeitlang wirken? Danach entscheiden Sie.

WIE HÄUFIG DAS HAUS RÄUCHERN?

Viele stellen sich diese Frage, wie oft es angebracht ist, Raumenergien zu reinigen. Das lässt sich pauschal nicht beantworten. Denn es ist abhängig davon, was in Ihren Räumen los ist, was passiert. In manchen Familien dominieren Unruhe und Dynamik, in anderen wiederum herrscht überwiegend harmonischer Gleichklang.

Vertrauen Sie wieder Ihrem Gespür: Ihre „Familien- oder Beziehungsenergie“ sagt Ihnen, wann die Zeit gekommen ist, „den Rauch reinzulassen“, um eine dichte, schwere und unangenehme Stimmung zu vertreiben. Sie werden es wahrnehmen, wenn wieder eine energetische Reinigung angesagt ist. Und eines ist sowieso sicher: Zu viel Räuchern können Sie gar nicht ...

AUSRÄUCHERN VON ...

... **Behandlungszimmern und Besprechungsräumen**: Wo viel Kommen und Gehen herrscht, ist das Bedürfnis nach einer klaren Raumenergie groß. Nur eignet sich dafür nicht immer die Kohle. Wer möchte schon seine Patienten gerne im Rauch stehen lassen oder seine Kollegen nur schemenhaft durch den Nebel sehen? Doch auch für solche Situationen gibt es eine einfache Lösung: Legen Sie wenige Blättchen des Weißen Salbeis auf ein Stövchen mit Drahtsieb oder mit Lavasteinen (S. 57). Das Räucherwerk verglimmt sehr schonend ohne zu verbrennen. Diese Technik ist ideal während Behandlungen oder im Konferenzraum, weil Sie sich nicht weiter darum kümmern müssen und trotzdem eine frische, klare Raumatmosphäre vorherrscht.

... **Kinderzimmern**: Kinder sind dem Räuchern gegenüber sehr aufgeschlossen. Da tut sich ja auch etwas: Es funkt und zischt, wenn man die Kohle in die Flamme hält – und alles ist erlaubt ... Aber Achtung: Lassen Sie Kinder nie ohne Aufsicht selbst räuchern, das ist zu gefährlich! Auch Kinderzimmer sollten Sie in bestimmten Abständen ausräuchern. Denn Ihre Schützlinge lassen im Schlaf viel mehr Emotionen los als Erwachsene.

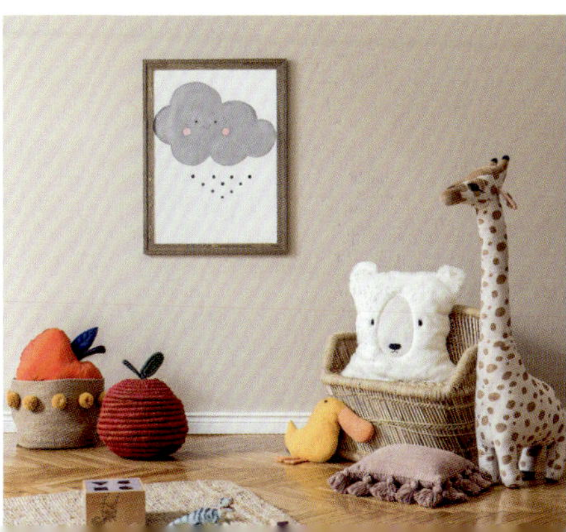

REZEPT FÜR DAS KINDERZIMMER

2 TL Lavendel-Blüten, ½ TL Palo Santo, 1 TL Salbei

Sie können noch ca. 1 TL getrocknete Orangenschale dazugeben, das macht den Duft fruchtiger. Oder noch etwas getrocknete Vanilleschote, das mögen Kinder sehr, dadurch wird der Duft weicher und wärmer.

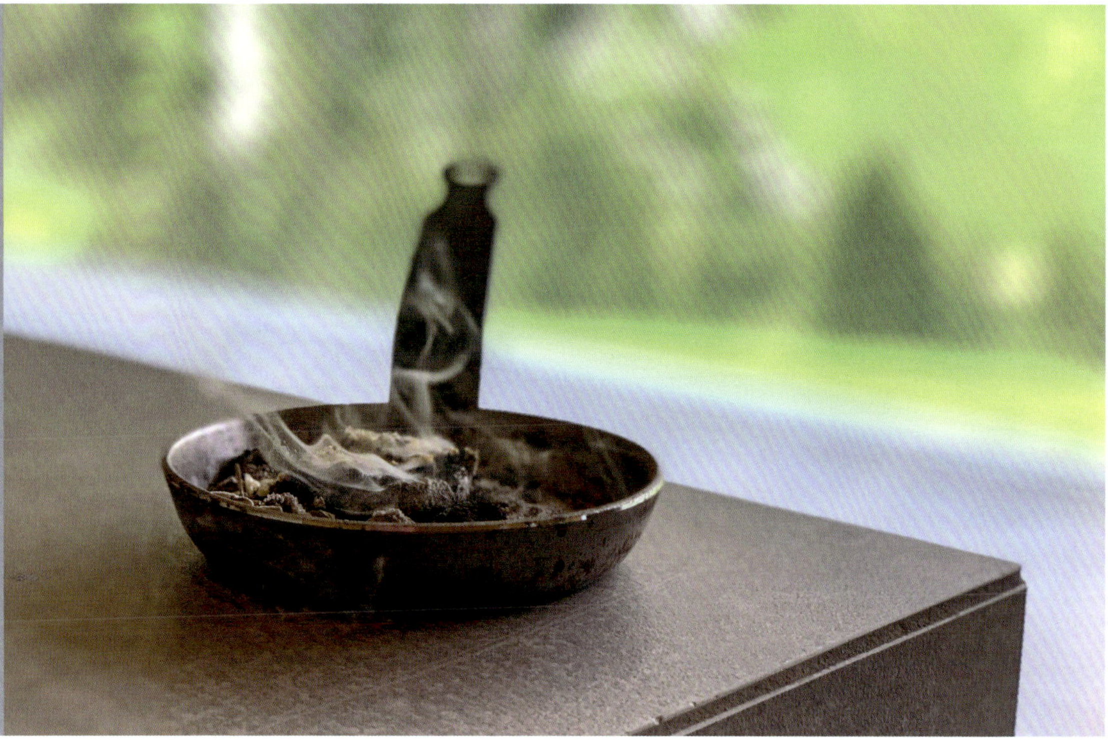

Räuchern lässt sich in den unterschiedlichsten Gefäßen. Wichtig: Feuerfest müssen sie sein und aus hochwertigem Material.

DIE EIGENE AURA REINIGEN

Fragen Sie sich gelegentlich, weshalb manche Menschen geradezu strahlend und andere wiederum wie durch einen Grauschleier auf uns wirken? In der Aura, unserem Energiekörper, sammeln sich feinstoffliche Energien an. Das können wir am besten an uns selbst merken. Achten Sie einmal ganz bewusst darauf, wie Sie sich nach einem längeren Aufenthalt in einem Einkaufscenter fühlen, nachdem Sie vielleicht an Dutzenden oder gar Hunderten von Menschen vorbeigelaufen sind. Jedesmal kamen Sie dadurch in Kontakt mit den verschiedensten Energien und Schwingungen. Und das bleibt nicht ohne Wirkung. Vergleichen Sie damit das Gefühl, wenn Sie beispielsweise einem salzhaltigen Mineralbad, das feinstofflich reinigt und klärt, entstiegen sind.

Am einfachsten reinigen Sie andere Menschen mithilfe der Abalone-Schale. Das ist die Schale einer Meeresschnecke, die innen in allen Regenbogenfarben schimmert. Sie liegt gut in der Hand und eignet sich immer dann, wenn Sie sich frei bewegen möchten und nicht das etwas unhandlichere Stövchen ständig mit sich herumtragen wollen. Fächeln Sie mit der Hand oder einer Vogelfeder die zarten Rauchkringel einiger glimmender Salbeiblättchen von unten nach oben zum Körper des beschenkten Menschen hin zu. Vergessen Sie seine hintere Körperseite nicht – streichen Sie den Rauch auch über den Kopf.

Gerade Ihre Kinder können Sie auf diese Weise schnell und sanft abräuchern. Sie werden Ihnen diese Art von Begrüßung nach der Schule danken, denn Sie gestalten ihnen damit einen bewussten Übergang von den schulischen Aktivitäten zur Konzentration auf die Hausaufgaben am Nachmittag. Das gleiche gilt für Ihren gestressten Partner nach einem heftigen Tag im Büro. Und natürlich – ganz wichtig – auch für Sie selbst. Im Ernstfall können Sie sich auch ganz alleine mit der Abalone-Technik gut und effektiv von belastenden Energien befreien.

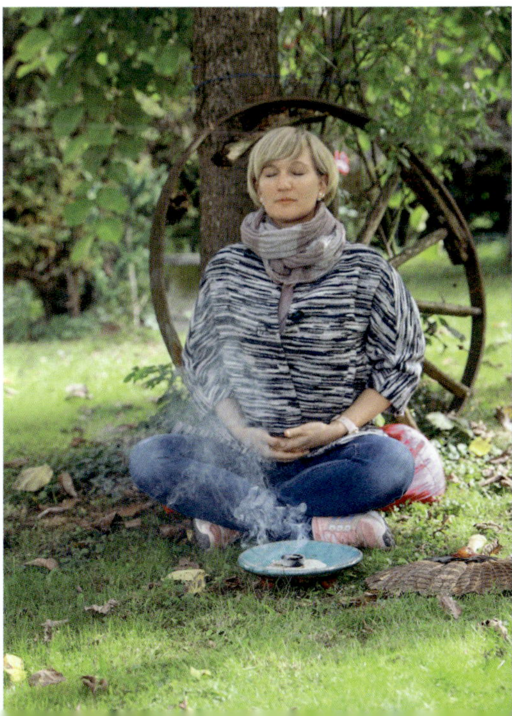

MEDITATIVE AURA-REINIGUNG

Verwenden Sie eine etwas größere feuerfeste Schale mit Sand, entzünden Sie Kohle. Nach dem Durchglimmen der Kohle legen Sie einen guten Weihrauch auf, den Sie vorher zu einem feinen Pulver gemörsert haben. Stellen Sie sich breitbeinig direkt über die Schale und lassen Sie den **Rauch an Ihrem Körper entlang streichen.** Schließen Sie die Augen und stellen Sie sich vor, wie der Weihrauch all das entfernt, was jetzt nicht zu Ihnen gehört, was stört und belastet. Das machen Sie so lange, wie es Ihnen gut tut. Danach ausgiebig lüften oder gleich währenddessen ein Fenster offen lassen. Sie können sich zu diesem Zweck auch eine Mischung herstellen aus: Bernstein, weißem Copal, Drachenblut und Sandarak.

DAS WOHLBEFINDEN FÖRDERN

WOHLGEFÜHL MIT DUFTGENUSS

Wir alle wollen uns wohlfühlen, möchten so oft es geht einen Zustand unbegrenzten Wohlbehagens in uns spüren. Doch was ist das tatsächlich, Wohlbefinden? Jedes Lifestyle-Magazin liefert uns heute Checklisten, die uns helfen sollen, es zu bestimmen – inklusive Anleitung, wie alles besser wird, falls die Punktzahl zu gering ausfällt ... Doch trifft das wirklich den Kern der Dinge?

Die Psychologie definiert Wohlbefinden als einen Zustand, in dem wir uns gesund und fit, ausgeglichen, kompetent sowie geliebt und gebraucht fühlen. Doch: Körperliches Funktionieren alleine sorgt noch lange nicht für tiefes Wohlbefinden. Erst wenn dazu noch weitere Erlebnisqualitäten wie Freude, Harmonie und Lebenslust hinzukommen, können wir von Wohlgefühl sprechen. Auch das soziale Eingebundensein in ein Netz von Familie und Freunden gehört dazu.

Wir erreichen das, was wir oftmals lapidar als Wohlgefühl ausdrücken, nun nicht alleine dadurch, dass wir schnell einmal einen feinen

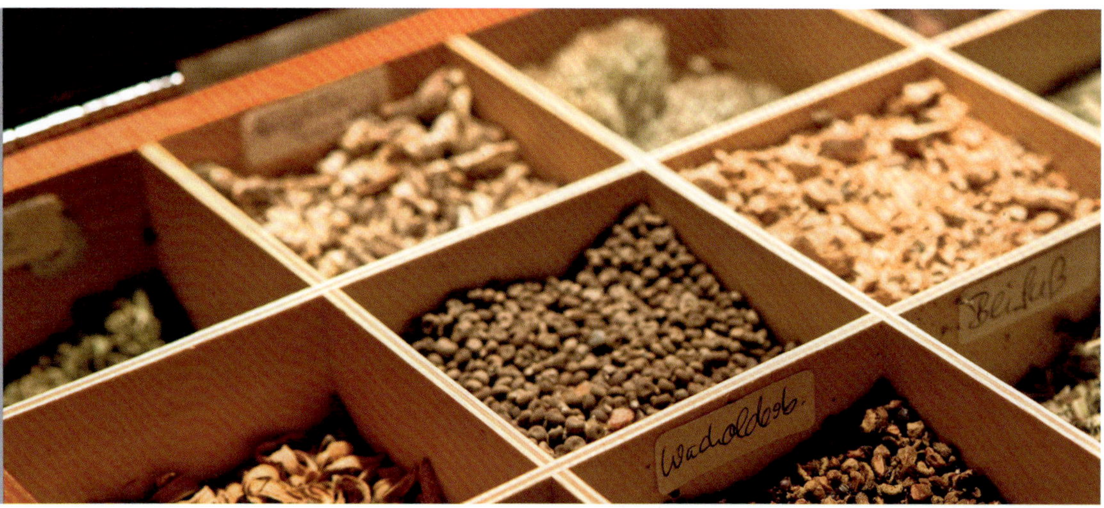

Gut aufbewahrt halten Kräuter und Gewürze ein Jahr und länger. Harze dagegen verlieren bei guter Lagerung ihren Duft so gut wie nie.

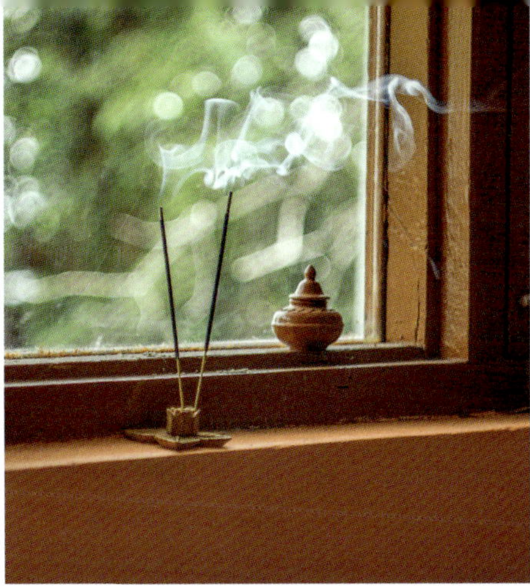

KLEINE WOHLFÜHL-EINHEIT IM ALLTAG

Schließen Sie die Augen, atmen Sie tief durch. Stellen Sie sich vor, um Sie herum existiert eine große Blase, die mit goldenem Licht angefüllt ist. Das Licht dringt wohltuend durch Ihren Körper und erfüllt jede Zelle. Widmen Sie sich dann dem Duft Ihrer ganz eigenen Wohlfühl-Räucherung. Atmen Sie ihn ganz bewusst ein und achten Sie auf Bilder, die vor Ihrem inneren Auge entstehen. Vielleicht erinnert Sie der Duft an eine Situation, in der alles stimmig und passend war.

Räucherduft auflegen. Soviel ist gewiss. Doch können wir damit unser Wohlbefinden sehr wohl positiv beeinflussen, vor allem auf der psychischen Ebene. Es beginnt damit, uns einen inneren, seelischen Raum zu schaffen und zu gestalten – ganz nach dem eigenen Bedürfnis. Dazu benötigen wir gar nicht viel und auch keine komplizierten Arrangements. Gönnen Sie sich lediglich 15 Minuten Auszeit, suchen Sie sich ein bequemes Plätzchen, stellen Sie Handy und Telefon auf lautlos oder gehen Sie gleich ohne Handy raus in die Natur. Richten Sie Räucherstövchen und Räucherwerk her, zünden Sie eine Kerze an und wählen Sie aus Ihrem Räucherfundus die Düfte, die Ihnen guttun und von denen Sie sich genährt fühlen.

Vergessen Sie dabei einmal die Wirkung, die diesen Kräutern und Harzen zugeschrieben wird. Spüren Sie lieber in sich selbst rein, nehmen Sie wahr, was die jeweiligen Räucherstoffe in Ihnen auslösen. Was ist der erste Impuls, wenn Sie sie an die Nase halten? Gehen Sie dem nach und legen Sie genau von diesem Räucherstoff 1-2 Teelöffel auf das Stövchen. Das kann eine Mischung sein oder auch nur ein Einzelstoff.

Mit Unterstützung des feinen Aromas, das Ihre Seele nährt, können Sie jetzt innerlich ein Wohlgefühl selbst erzeugen. Wandern Sie durch Ihren Körper und erspüren Sie eine Stelle, vielleicht in Ihrem Herzraum oder in der Bauchgegend, an der Sie das Wohlgefühl körperlich wahrnehmen können. Konzentrieren Sie sich auf diesen Punkt, tauchen Sie in ihn ein, lassen Sie ihn größer werden.

Sie können die Wahrnehmungen und Gefühle in Ihrem Körper gedanklich steuern. Atmen Sie den Duft genau dorthin. Es gibt bei dieser Wohlfühl-Einheit nichts, was Sie falsch machen könnten oder was Sie mehr oder weniger spüren müssten. Nehmen Sie nur wahr, wohin der Duft in Ihrem Körper geht und folgen Sie ihm mit Ihrer Wahrnehmung. Sie werden die Wirkung dieser Duft-Meditation eindrücklich spüren.

ENTSPANNEN UND BERUHIGEN

RAUS AUS DER HEKTISCHEN AUSSENWELT...

In der dynamischen Zeit, in der wir leben, kommen wir oftmals nicht mehr „runter“: Entspannung und innere Ruhe sind ein seltenes Gut geworden. Stattdessen fühlen wir uns zunehmendem Druck ausgesetzt: Hektik und Stress prägen den Alltag, Zeit ist knapp, alles huscht im Eiltempo an uns vorüber. Die „natürliche“ Folge: Anspannung und Unruhe machen sich breit.

Situationen permanenter Anspannung kennt heute fast jeder: Wir sind mit dem Job schon seit längerem unzufrieden, die Arbeit wird trotz Überstunden nicht weniger, der Projektabschluss sitzt uns samt Chef im Nacken... Es gibt tausend Dinge, um die es sich rund um Familie und Kinder zu kümmern gilt. Vielleicht ist die finanzielle Situation genauso angespannt wie wir selbst oder wir haben gesundheitliche Sorgen – und wohin wir schauen, ist keine Änderung in Sicht. Solche Situationen beeinflussen uns nachhaltig, sie sind auf Dauer ungesund. Eine nervenaufreibende und lang anhaltende Anspannung entsteht oftmals bereits bei „nur“ einem der oben genannten Szenarien.

Schaffen Sie Oasen der Ruhe - das zentriert, erdet und gibt Stabilität!

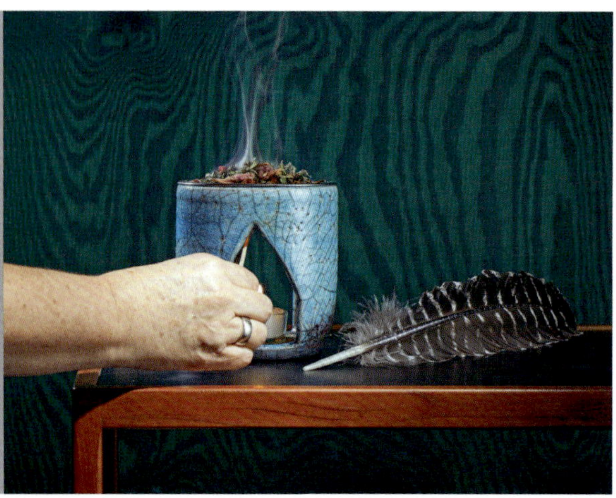

In Unruhe oder aufgeregt sind wir dagegen eher aufgrund kurzfristiger Störungen: Die Kinder kommen schon wieder nicht zur vereinbarten Zeit nach Hause, wir stehen im Stau und verpassen einen wichtigen Termin, oder der PC ist im ungünstigsten Augenblick wieder einmal abgestürzt. Ein kleines, völlig belangloses Missverständnis in der Beziehung und schon fühlen wir uns irritiert. Manchmal sind es gerade Banalitäten und Kleinigkeiten, die uns aus unserer Mitte bringen.

Alles läuft prima, nur, wir haben uns einfach zu viel vorgenommen. Wer kennt das nicht? Eine kleine Verzögerung im per-

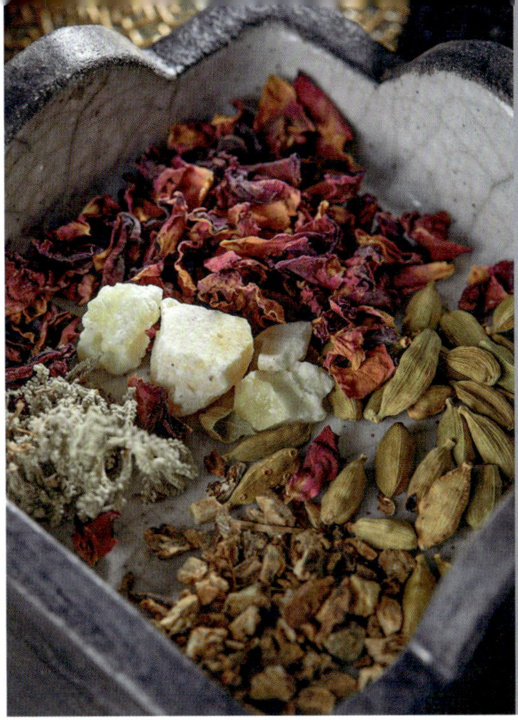

RUNTER KOMMEN …

Zutaten für 3-5 Räucherungen:

- **entspannend:** 1 TL Beifuß, 1 TL Eisenkraut, ca. 5 cm eines Süßgras-Zopfes klein schneiden, 2 TL Dost (wilder Majoran), 1 TL Myrrhe oder Opoponax
- **beruhigend:** 1 TL Lavendel-Blüten, 2 TL Dost-Blüten und -Blätter, 2 TL Johanniskraut, 1 TL Narden-Wurzel (das ist ein Baldriangewächs aus dem Himalaya, im gut sortierten Räucherhandel erhältlich), 1 Msp. Zimt, 3-5 Safran-Fäden, 1 TL Sandelholz, ½ -1 TL schwarzer Copal
- **sehr erdend** mit einer tiefen, verlangsamenden Schwingung: 2 TL Sandelholz, ½ TL schwarzer Copal, ½ TL Adlerholz, 1 Msp. Benzoe *Siam*, ½ TL Narden-Wurzel

fekt geplanten Ablauf, und schon sind wir aus dem Tritt. Wir spüren Ärger in uns und wissen gar nicht, an wen wir ihn adressieren können. Und so fühlen wir uns am Ende des Tages energielos und ausgelaugt.

… UND IN DIE INNERE MITTE FINDEN

Mit dem Räuchern können wir unsere äußeren Lebensumstände zwar nicht verändern. Wir können aber unsere innere Haltung und Einstellung verändern. Und das ist ganz entscheidend, um die gefühlte Situation zu verändern. Denn wir können ein und dieselbe Situation stets aus ganz verschiedenen Blickwinkeln betrachten. Manche davon lassen es uns tatsächlich leichter werden ums Herz. Nutzen wir also die wunderbaren Botschaften der Pflanzen: Sie helfen uns dabei, neue Perspektiven zu gewinnen – und das entspannt und macht uns ruhiger.

Sie können einen Tag voller Hektik und Stress beispielsweise mit einer sehr kostbaren Räucherung beschließen: Glimmen Sie einen Adlerholz-Span kurz über einer Kerze an und halten Sie sich die kleinen Rauchspiralen unter die Nase. Der Duft ist köstlich und betörend – das Gedankenkarussell kommt augenblicklich zum Stillstand. Diese Art der Räucherung eignet sich auch sehr gut überall für zwischendurch. Selbst in Hotelzimmern nach einem stressigen geschäftlichen Tag brauchen Sie nicht zu befürchten, den Rauchmelder in Gang zu setzen.

Wenn Sie mit Kohle räuchern, stellen Sie sich vor, wie der aufsteigende Rauch die störenden Gedanken mit sich fortweht. Geben Sie jeder Räucherung immer eine Absicht, ein Ziel. Fragen Sie sich: Was soll sie für mich tun? Wobei soll sie mir helfen? Sie können für sich auch einen Satz der Bewusstwerdung formulieren: „Ich entscheide mich jetzt dafür, alle innere Anspannung und Unruhe loszulassen."

Spüren Sie, wie es sich anfühlt, sich dafür ganz gezielt zu entscheiden. Kraft Ihrer Vorstellung öffnen Sie einen seelischen Raum und heißen Ruhe, Gelassenheit oder Entspannung willkommen. Das gehört zum Räuchern: derartige Empfindungen wahrnehmen, spüren, fühlen, und nach innen lauschen. Das dürfen Sie sich jederzeit gönnen. Geben Sie sich dem Duft hin und lassen sie ihn einfach machen, lassen Sie ihn wirken. Lehnen Sie sich zurück und genießen Sie jeden Atemzug.

Rauch ist ein uralter Verbündeter: Er ist leicht und schwebend, er erleichtert unser Leben.

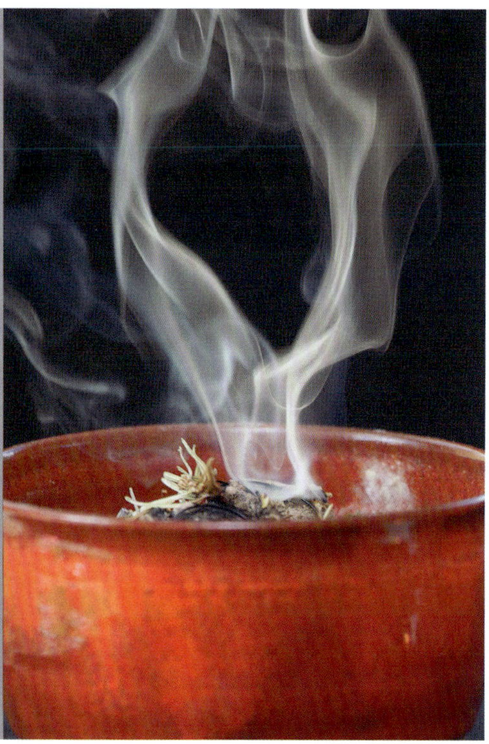

Auch einige exotische Räucherstoffe eignen sich sehr gut, um sich zu beruhigen, zu erden und zu zentrieren: Benzoe Siam, Benzoe Sumatra, Boldo-Blätter, Labdanum, Patchouli, Sandelholz, Palo Santo. Sie können alle diese Räucherstoffe sehr gut mit Ihren Kräutern und Blüten wie Lavendel, Kamille oder Johanniskraut mischen. Nehmen Sie immer im Mischungsverhältnis etwa 1/4 Harze und 3/4 Kräuter.

HERZ UND VERSTAND VERBINDEN

Gerade wenn uns die Außenwelt fordert, ist es oft gar nicht einfach, zwischendurch abzuschalten. Da helfen uns zwei ganz besondere Duftmischungen. Zum einen ist das der edle Rosenweihrauch. Er besteht aus echtem Weihrauch und gemahlenen Rosenblüten-Blättern der Damaszener-Rose. Dieser Weihrauch holt uns ab, wenn sich wirre Gedanken versammelt haben: im Kopf, in unserem Verstand. Sein frischer, zitroniger Duft schafft Klarheit, macht wach und präsent. Die Rosenblüten öffnen und berühren unseren Herzraum. Das ist eine wunderbare

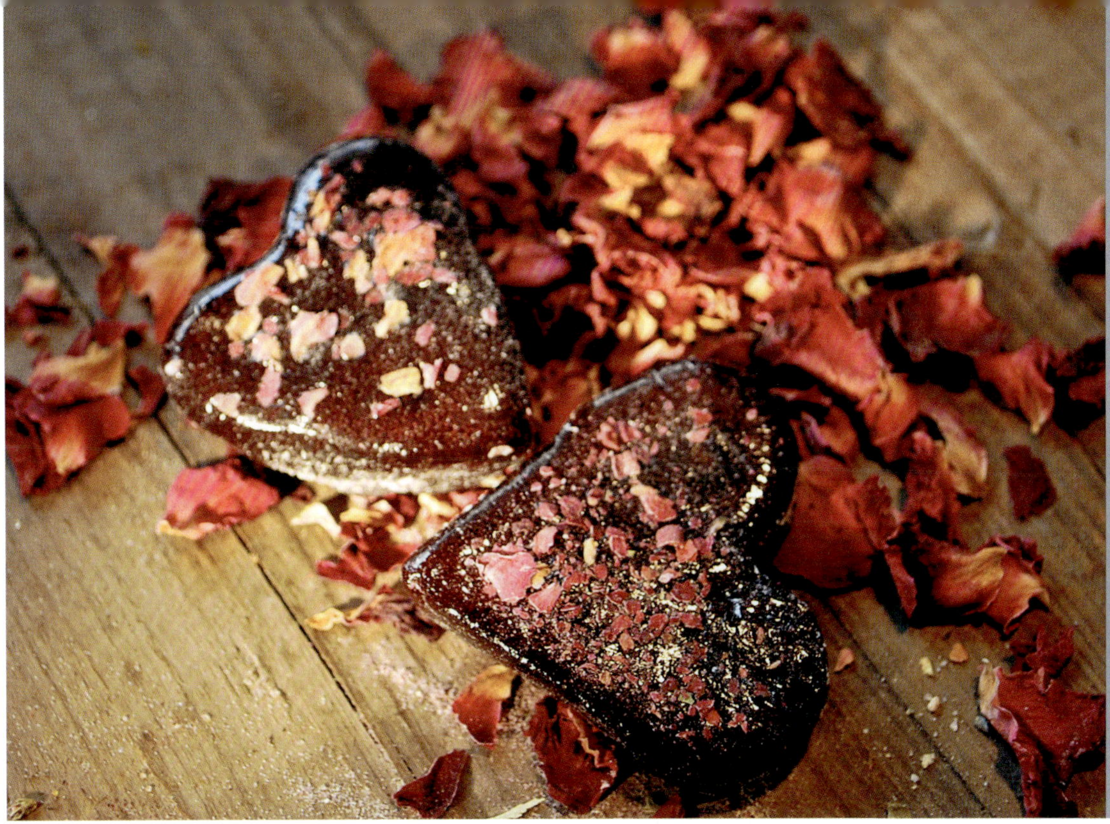

Rosenweihrauch in bester Qualität: ein Fest für die Sinne

Kombination, um sich langsam in einen Zustand zu bringen, der sich ausgeglichen und harmonisch anfühlt.

Rosenweihrauch erhalten Sie im gut sortierten Räucherhandel. Achten Sie aber unbedingt auf die Qualität: Gleichförmige, außen weiß bemehlte und erbsengroße Stückchen, die innen grell pinkfarbig sind, lassen auf synthetische Färbung und künstlichen Duft schließen. Fragen Sie stets nach, woher die Ware stammt. Lassen Sie sich erklären, wie sie hergestellt wurde. Was anderes als bester Weihrauch und fein gemahlene Rosenblüten haben darin nichts zu suchen.

Zum anderen gibt es eine weitere interessante Mischung. Zu gleichen Teilen pulverisieren wir dafür den echten Weihrauch und die Myrrhe. Erinnern wir uns: Weihrauch ist ein Symbol für Himmel, Verstand und Männlichkeit, Myrrhe ein Symbol für Erde, Gefühl und Weiblichkeit. So fördert diese Mischung die perfekte Balance zwischen männlich und weiblich, Himmel und Erde, Verstand und Gefühl. Selbst wenn Sie Vorbehalte gegen Weihrauch haben – es lohnt sich, Ihrer Nase dieses Erlebnis zu gönnen. Denn die Myrrhe nimmt dem Weihrauch seine starke aromatische Konzentration. Lassen Sie sich darauf ein, der Dufteffekt belohnt Sie ganz bestimmt dafür.

VITALISIEREN UND BELEBEN

ANREGUNG STATT AUFREGUNG

Wir alle wollen uns lebendig, fit und tatkräftig fühlen. Doch oftmals kommen wir im Alltag geistig und körperlich an Grenzen und fühlen uns eher erschöpft. Dazu muss nicht unbedingt etwas Dramatisches stattgefunden haben. Eine „ganz normale" Erkältung oder ein grippaler Infekt reichen bereits aus. Wenn wir das nicht ernst nehmen und im normalen Tempo weitermachen, erreichen wir bald den Punkt, an dem wir ziemlich „durchhängen". Das ist oftmals auch nach Phasen der Fall, in denen unser Arbeitspensum ständig hoch war und wir keine Gelegenheit zu regenerativen Pausen hatten. Viele kennen anstrengende Besprechungen, bei denen viel auf dem Spiel steht und für die wir all unsere Kraftreserven mobilisieren müssen – danach steht meist schon das nächste Projekt vor der Tür.

HERBST UND WINTER

Erschöpfungsphasen können aber auch jahreszeitlich bedingt sein. Der Herbst und Winter mit ihren grauen, dunklen Tagen verlangen viel körperliche und psychische Energie. Obwohl es die Monate für innere Stille, Innenschau und Rückzug sind, ziehen wir das Tempo oftmals noch einmal an: Wir widmen uns Jahresabschlüssen, Weihnachtsfeiern oder ausgedehnten Einkaufstouren. Alles, was das Jahr über liegen geblieben ist, muss noch schnell aufgearbeitet und zu Ende gebracht werden.

Wir leben dann nicht im Rhythmus und in der Zeitqualität, die angebracht sind. Die Jahreszeit gibt uns etwas vor: Tiefe Dunkelheit empfängt uns morgens, wenn wir aus dem Haus zur Arbeit gehen, und begleitet uns genauso nach Hause. Unser gesamtes System – Körper, Geist und Seele – spürt das. Im Inneren macht sich ein träges, schwerfälliges Gefühl breit. Alles, was im normalen Tagesablauf ansteht, kostet jetzt mehr Kraft als sonst. Der Alltag geht uns nicht ganz so leicht von der Hand wie im Frühjahr und Sommer. Genau danach sehnen wir uns jedoch: Leicht, lebendig und vital wollen wir uns fühlen.

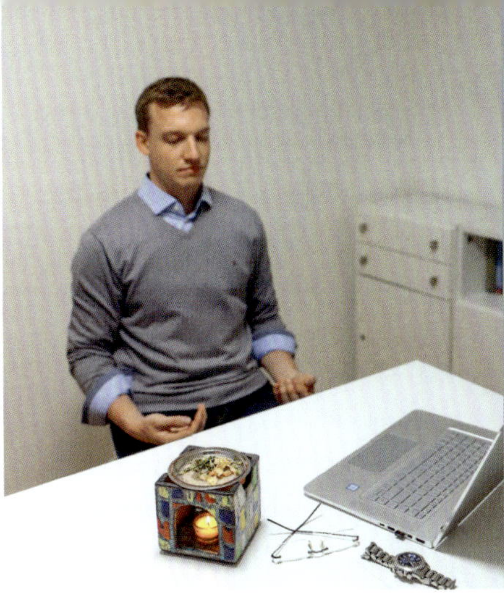

5-MINUTEN-RÄUCHERUNG

3 EL Rosmarin, 3 EL Thymian, 3 EL Minze, 2 EL Melisse, 1-2 EL Angelika-Wurzel, ½ TL Angelika-Samen (im Mörser leicht quetschen), 1 EL weißer Copal. Variieren Sie einmal mit 1 EL Alant-Wurzeln und -Blüten, das stärkt seelisch und vertreibt düstere Stimmungen. Oder geben Sie noch 1 Msp. Kampfer dazu, der auch die letzten Spuren einer langen Nacht vertreibt. Nehmen Sie einen Mörser zur Hilfe, um alle Zutaten gut miteinander zu verreiben. Bewahren Sie Ihre Mischung in einer Dose auf, die Sie griffbereit in Ihrer Nähe haben.

Pflanzenfreunde kennen hier den Ausweg: Vielleicht haben Sie im Sommer Rosmarin, Thymian, Melisse und Minze geerntet, die uns nun gut getrocknet zur Verfügung stehen. Bessere Begleiter, um schwungvoll in den Tag zu starten, können wir uns kaum vorstellen. Gönnen Sie sich also eine lockere 5-Minuten-Räucherung. Wenn das Räucherwerk bereits vorbereitet ist, geht das ganz problemlos und schnell (siehe Kasten). Sie müssen natürlich nicht alle angegebenen Inhaltsstoffe einer Mischung verwenden. Fühlen Sie sich frei, zu variieren und schauen Sie ganz ungezwungen im Kapitel 3 (ab S. 68) nach, welche Pflanze Ihre aktuellen Bedürfnisse am besten unterstützt. Davon fügen Sie noch 1-2 TL dazu.

Sie brauchen für Ihre 5-Minuten-Räucherung gar nicht einmal extra Zeit einplanen. Gerade wenn Ihr allmorgendlicher Einstieg in den Tag mit einer Tasse Kaffee oder Tee sowie einem Happen zu essen beginnt. Stellen Sie sich einfach Ihr Räucherstövchen auf den Tisch und streuen Sie einen Teelöffel Ihrer „Weck-mich-auf"-Mischung auf das Drahtsieb. Zwischendurch schließen Sie kurz die Augen, atmen tief ein und spüren, wie das frische Aroma durch Ihren Körper strömt.

Wenn Sie ein etwas ausführlicheres Morgenritual wünschen, nehmen Sie sich mehr Zeit für eine Bewusstwerdung: Fragen Sie sich ganz gezielt: Was steht heute an? Was wartet auf mich? Eine wichtige Konferenz, eine lange Liste mit Unerledigtem, die emotionale Unterstützung der Kinder – oder die ganz normale Alltagsroutine, die mal Herausforderung sein kann, mal Langeweile mit sich bringt? Was immer es ist: Widmen Sie sich gedanklich dem Tag und formulieren Sie einen Wunsch oder eine Bitte, was er Ihnen denn bringen möge. Vielleicht gelingt es Ihnen, sich ein inneres Bild zu schaffen, wie der Tag im besten Sinne verlaufen soll. Stellen Sie sich von allen bevorstehenden Aktivitäten und Ereignissen die bestmögliche Variante für sich und Ihr Umfeld vor.

FRÜHJAHR UND SOMMER

Sobald die ersten Frühjahrsblüher anfangen, aus der noch kalten Erde zu sprießen, erwachen auch unsere Lebensgeister neu. Wir spüren das körperlich in angenehmer Weise, doch kämpfen wir dann manchmal auch mit der so genannten Frühjahrsmüdigkeit.

Variieren Sie einfach Ihre Wintermischung. Verzichten Sie auf den Kampfer und geben Sie dafür 1 TL Birken-Rinde (selbst sammeln: doch mit Vorsicht und nur die äußerste weiße, fast papierartige, abgestorbene Schicht), 1 TL Holunder-Blüten und ½ TL Kalmus-Wurzel zu Rosmarin, Thymian und Minze. Schon haben Sie einen frühlingshaft anmutenden Duft, der den Übergang in die neue Jahreszeit charakterisiert und gleichzeitig die noch etwas erlahmten Lebensgeister stärkt.

Reicht Ihnen die morgendliche Räucherdosis nicht aus, dann können Sie es ja einmal mit der Fortsetzung im Büro probieren. Ein zartes Aroma mit anregender Wirkung wird auch die Kollegen nicht stören, sondern eher neugierige Nachfragen hervorrufen. Treffen Sie doch auf Skeptiker, dann genügen häufig ein paar erklärende Worte, um ihre Gunst und Neugierde zu gewinnen.

KREATIVE SCHAFFENSKRAFT

Mit einem Griff in den Gewürzschrank geht es los: 1 Msp. geriebene Muskatnuss, 1 Msp. gemahlener Kardamom oder die ganzen Samen gemörsert, 1 TL Wacholder-Beeren gequetscht oder gemörsert. Diese Zutaten mischen mit 1 TL pulverisiertem Dammar, ½ TL Palo Santo, 1 TL Süßgras kleingeschnitten. Legen Sie davon 1 TL auf das Stövchen. Um das Verkleben des Siebes zu verhindern, einfach ein Stückchen Alufolie auflegen. Sollte es anfangen zu rauchen, dann die Alufolie an den Rand des Siebes schieben. Der Duft ist **unaufdringlich, dabei sehr belebend**. Er regt an, aber nicht auf. Auch Ihre Kollegen am Arbeitsplatz werden sich ganz sicher nicht belästigt fühlen.

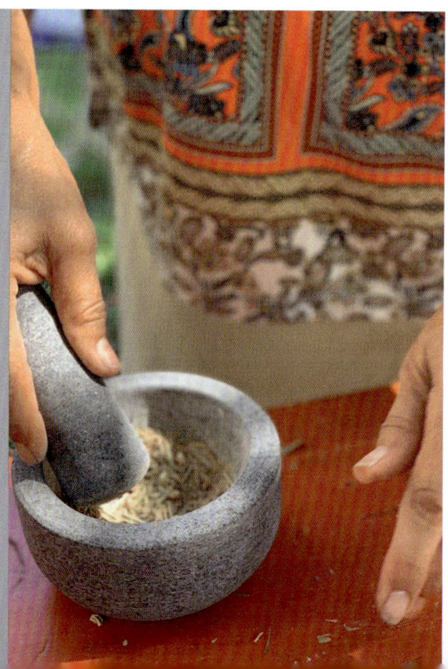

AM OFFENEN FEUER

Der Sommer eignet sich sehr gut, um draußen mit der Holzkohle zu räuchern. Belebt und vital fühlen wir uns jetzt vermutlich ohnehin schon. Die langen Tage, die prächtige Fülle der Natur – das bleibt nicht ohne Wirkung auf uns. Innenschau und Stille sind weniger angesagt, eher dagegen Aktivität im Grünen.

Laue Sommerabende verführen zu ausgedehnten Gesprächen auf der Terrasse oder im Garten. Am liebsten sitzen wir um eine Feuerstelle und schauen in die lodernden Flammen. Das erinnert uns auch daran, was Räuchern ist: Das älteste Ritual der Menschheit. Unsere Vorfahren saßen um das Feuer, warfen duftendes Pflanzenwerk hinein und erzählten sich Geschichten. Dabei war ihr Blick in die Flammen oder in die Augen des Gegenübers gerichtet. Das ist das alle und alles verbindende Wesen des Räucherns, das tief in unserer Seele noch heute schlummert.

SOMMERLICHES RÄUCHERERLEBNIS

Wer im Sommer den Kräuterrückschnitt vom letzten Herbst oder vom Frühjahr zum Einsatz bringt, kann sich über ein herrlich duftendes Sommerfeuer freuen. Legen Sie dafür das ganze, getrocknete Kräuterbüschel oben auf das Feuer und schon prasselt und funkt es, dass es eine Freude ist. An den Rand der Feuerstelle gelegt, fangen die Kräuter langsam an zu glimmen und geben ihren Duft noch intensiver ab. Diese rustikale Art des Räucherns können Sie gut mit Ihrer Stimmung in dieser Jahreszeit verbinden. Legen Sie gedanklich all das in das Kräuterbüschel, wofür Sie sich Lebendigkeit und Vitalität wünschen. Stellen Sie eine Parallele her zwischen der Fülle in der Natur und der Fülle in Ihrem Inneren – und versinken Sie gedanklich ein paar Minuten darin, während die Kräuter langsam vor sich her glimmen.

Das Räuchern in der warmen Jahreszeit hat auch einen ganz pragmatischen Effekt. Gerade an schönen Sommerabenden sind gerne lästige Stechmücken unterwegs. Eine Mischung aus Lavendel, Nelke, Minze und Olibanum auf der Kohle geräuchert, vertreibt sie wirkungsvoll, denn die Plagegeister mögen weder den Duft noch den Rauch. Auch Wespen lassen sich mit solchen würzigen Mischungen sehr gut vertreiben.

PHANTASIE UND KREATIVITÄT ANREGEN

VON DER IDEE ZUR TAT

Wenn etwas ins Stocken geraten ist, es aber konstruktiv vorwärts gehen soll, wird der Ruf nach Einfallsreichtum und möglichst vielen, neuen Ideen laut. Den berüchtigten gordischen Knoten lösen wir – auf der Gedankenebene – am besten mit kreativen Prozessen und einer starken, lebendigen Phantasie.

Kreativität hilft uns gerade in Situationen, die uns emotional belasten. Wir finden dann alles schwierig, stecken in einer Krise, nichts will gelingen, wie wir es geplant hatten. Ein kreativer Schub hilft, aktiv das Geschehen wieder zu ergreifen. Uns fällt etwas ein, wir wissen plötzlich, wie es weitergeht und was zu tun ist. Eine Idee wird zur Tat.

Wenn wir von Phantasie sprechen, meinen wir meist, uns etwas gut und lebendig vorzustellen. Innere Vorstellungen und Bilder tauchen auf,

Räuchern in den Alltag integrieren: Das entspannt sofort und erfrischt für weitere Taten!

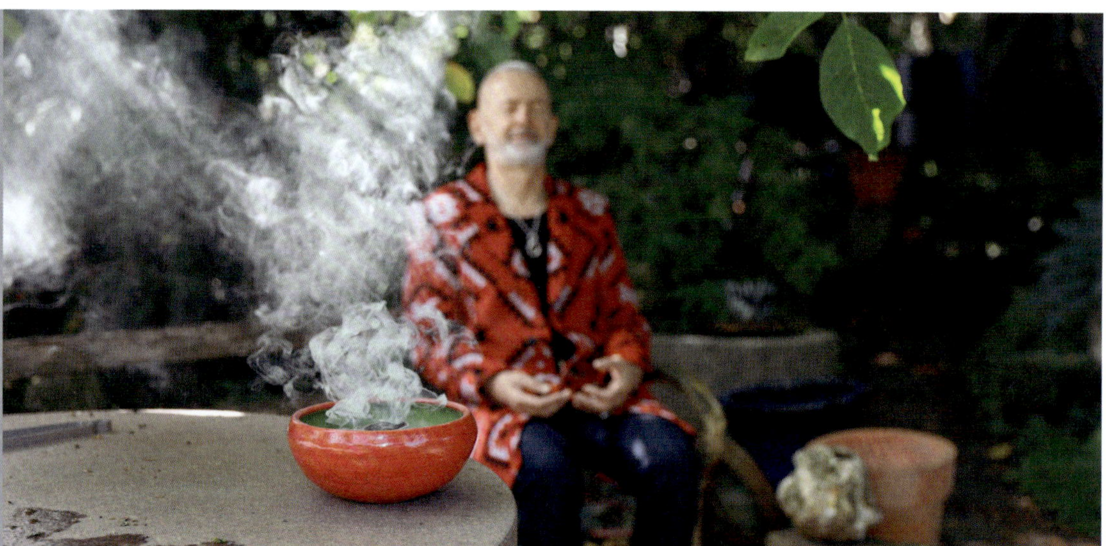

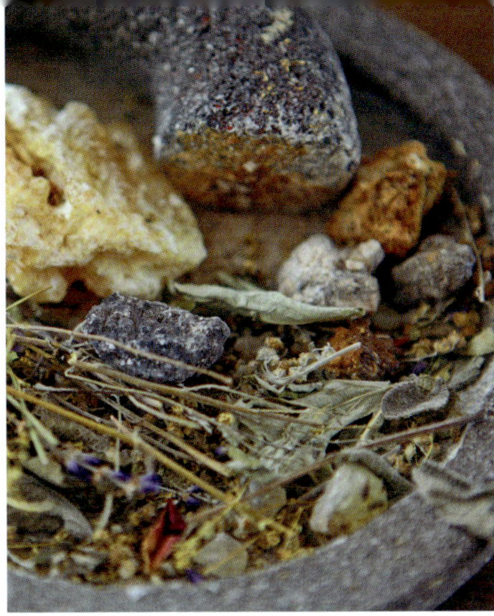

KREATIVER RÄUCHERZYKLUS – REINIGEN, STÄRKEN, ANREGEN

Wählen Sie entweder aus den unten stehenden Räuchereinheiten einen der Räucherstoffe aus oder stellen Sie sich eine eigene, ganz persönliche Mischung her.

1. Reinigung: 3-4 Blättchen Salbei, 2 TL Wermut, 2 TL Beifuß, 1 TL pulverisierter Weihrauch

2. Stärkung: 1 TL Kalmus-Wurzeln, 1 TL Galgant-Wurzeln, 1 TL Eichen-Rinde, 2 TL Mastix

3. Anregung: 1 TL weißer Copal, 1 TL Lorbeer-Blätter, 3 TL Holunder-Blüten

prägen unsere Innenwelt. Im Kontakt mit anderen Menschen ist Phantasie die wesentliche Voraussetzung für Empathie – nur auf dieser Basis können wir uns in andere hineinversetzen und nachvollziehen, wie es ihnen geht.

Für einen Räucherzyklus (siehe Kasten) legen Sie Ihr Räucherwerk bereit und geben Sie es der Reihe nach auf die Kohle. Der Rauch der Kohle unterstützt Sie beim Fokussieren: Schauen Sie in den aufsteigenden Rauch und geben Sie ihm in der ersten Runde das mit, was Sie verabschieden und loslassen wollen. In der zweiten Runde rufen Sie mit Hilfe des Duftes ein Gefühl von Kraft und Stärke hervor. Vielleicht können Sie sich an eine ganz konkrete Situation erinnern, in der Sie sich dementsprechend gefühlt haben. Begeben Sie sich gedanklich dorthin und genießen Sie dieses Gefühl. In der dritten Runde stellen Sie sich das Thema vor, für das Sie eine Lösung, einen Impuls, eine Anregung wünschen. Konzentrieren Sie sich auf den Augenblick, in dem sich ein kreativer Impuls zeigt. Bleiben Sie bei der jeweiligen Räucherrunde stets so lange, wie es für Sie passend ist.

Vielleicht tauchen beim Räucherzyklus innere Bilder auf. Halten Sie diese einmal in einem persönlichen Räucherbuch fest. Sie werden staunen: Je öfter Sie einen Räucherzyklus wiederholen, umso schneller geht Ihre Seele in Resonanz mit den Düften und schickt Ihnen Impulse in Form von Gefühlen und Bildern. Vielleicht finden Sie auch Freundinnen oder Freunde, die Lust haben, sich auf eine gemeinsame Entdeckungsreise einzulassen. Der Austausch untereinander ist eine schöne Bereicherung. Zerreden Sie die Eindrücke aber bitte nicht, sondern beobachten Sie einfach, was sie auslösen. Darüber beschreibend zu reden, ist viel tiefgründiger und beseligender als zu analysieren.

VERÄNDERUNGEN BEGLEITEN

Manchmal kann ein Zuviel an Kreativität und Phantasie auch zur Qual werden. Denn gerade in Veränderungssituationen, die von Selbstfindung und Selbstausdruck geprägt sind, ist häufig zu beobachten, dass wir uns im Kreis drehen. Eine kreative Idee jagt die andere, aber für die Umsetzung bleibt keine Zeit oder fehlt uns der Mut. Die Kraft, konkret zu werden und die Ideen in die Lebensrealität zu bringen, bleibt leider häufig auf der Strecke. So entdecken wir während unserer Sinnsuche zwar vielleicht permanent neue Möglichkeiten oder eigene Fähigkeiten und Talente, die wir ausleben wollen. Doch ehe wir uns versehen, ist ein Jahr vorüber und wir stecken noch immer im alten Trott …

Auch das Gegenteil kann es geben: Statt eine kreative Idee aus dem Gedankenkarussell herauszugreifen, die sich vielleicht schon ganz offensichtlich aufdrängt, beschäftigen wir uns lieber mit einer Vielzahl von Hilfsangeboten anderer, von denen wir Erlösung und Klarheit erwarten. Dabei tragen wir die Lösung eigentlich schon lange in uns. Doch uns fehlt der Zugang in die versteckten Bereiche unserer Seele. Oder wir ahnen die Antwort, trauen uns aber nicht, sie wirklich anzuschauen. Zu viele blockierende Gedankengänge und die aktuellen Rahmenbedingungen des Umfeldes halten uns davon ab. Was also tun?

Nutzen wir in solchen Fällen einen Weg in unser Inneres. Eine Spur zu diesem verborgenen, ahnungsvollen Bereich, der sich dem Zugriff unserer Erkenntnis (noch) entzieht. Nehmen Sie sich Zeit und wiederholen Sie die Räucherung „Der inneren Stimme lauschen" (siehe Kasten) immer mal wieder über einen bestimmten Zeitraum. Regeln wie „2-mal

DER INNEREN STIMME LAUSCHEN

Für die Mischung benötigen wir auch einige Harze: 1 Msp. Benzoe *Siam*, ½ TL weißer Copal, ½ TL Mastix, 1 TL Rosen-Blüten, 1 TL Mädesüß, 1 Msp. fein zerbröselte Baldrian-Wurzel oder/und 1 TL Baldrian-Blüten. Wer mag, kann noch 1 Msp. Fichten-Harz dazu geben. Ausreichend für 1 Räucherung.

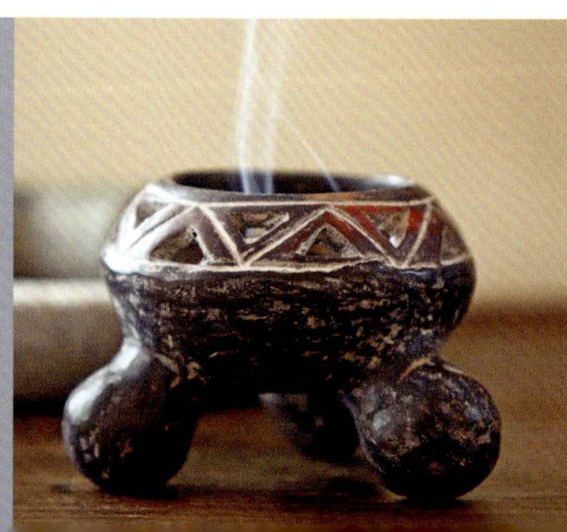

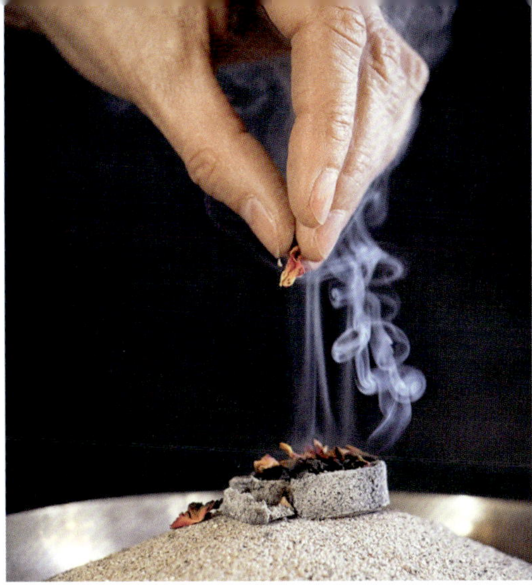

AUSZEIT-RÄUCHERUNG

1 TL Narden-Wurzel mit der Schere möglichst klein schneiden, 2 TL Lavendel-Blüten, 2 TL Ysop, 1 TL Opoponax sowie ½ TL Zimt.

Verwenden Sie Kohle, hier brauchen wir den Rauch. Animieren Sie Ihr Kind, sich dem Rauch zu widmen, ihn zu beobachten. Was nimmt es wahr, was sieht es? Wo geht das feine Räucher-Aroma im Körper hin? Wie riecht es? Was verbindet das Kind damit? Woran erinnert der Duft? Wo geht wohl der Rauch hin? Stellen Sie Ihrem Kind Fragen und konzentrieren Sie sich darauf.

wöchentlich 20 Minuten lang etwas Bestimmtes tun müssen" sind hier nicht gemeint. Es geht um Sie und darum, was Ihnen gut tut. Lassen Sie einmal möglichst alles los. Vielleicht regt sich dann zu einem bestimmten Thema eine innere Ahnung in Ihnen, die bisher im Alltag von Vorbehalten zur Seite geschoben wurde. Jetzt ist aber an der Zeit, sich dieser Ahnung hinzugeben, sich ihr ganz zu widmen.

Beobachten Sie, was das in Ihnen auslöst. Eine heimliche innere Freude, eine Ruhe, die über Körper und Geist kommt, eine kleine, positive Aufgeregtheit, um etwas am liebsten gleich in die Tat umzusetzen? Halten Sie es fest, egal, was es ist. Gehen Sie genau diesem Impuls nach. Legen Sie sich am besten Stift und Block bereit und notieren Sie sich, was Ihnen die innere Stimme eingibt. Es kann gut sein, dass Sie hinterher erstaunt sind, welche Dinge im Block stehen. Beschäftigen Sie sich damit …

UNTERSTÜTZUNG BEI ADHS

Eltern, deren Kinder mit ADHS („Aufmerksamkeits-Defizit-Hyperaktivitäts-Störung") eingestuft sind, können durch das Räuchern Hilfe finden. Gerade Kinder sind fasziniert vom aufsteigenden Rauch. Genau das gilt es zu nutzen. Wenn Sie wahrnehmen, dass Ihr Sprössling sehr unruhig und unkonzentriert ist, nehmen Sie sich gemeinsam eine Auszeit. Das tut Ihnen übrigens genauso gut wie Ihrem Kind.

Aufsteigender Rauch ist ein hervorragendes Hilfsmittel, um Aufmerksamkeit zu fokussieren. Sie können mit Ihrem Kind daraus ein bewusst gestaltetes Räucherritual machen, das alle Sinne anspricht und hilft, sich besser zu konzentrieren und wieder runterzukommen. Lassen Sie Ihr Kind aber nie alleine mit der Kohle hantieren.

MEDITIEREN, RITUALE AUSRICHTEN

IM ALLTAG DIE INNERE MITTE FINDEN

„Meditation ist die Kunst, sich jedem Augenblick mit ruhiger Bewusstheit zu öffnen." Das Zitat von Victor N. Davich könnte es eigentlich nicht schöner ausdrücken. Immer mehr Menschen meditieren und fast jeder hat eine andere Auslegung, um was es sich dabei nun handelt. Wörtlich genommen ist es nichts anderes, als sich zur eigenen Mitte hin auszurichten und sich darin zu versenken.

Bei vielen Menschen ist eine Meditation heute fester Bestandteil des Alltags geworden. Sie verspüren mehr innere Ruhe und Konzentriertheit. Auch die Schulmedizin hat sich mit den positiven Auswirkungen des Meditierens auf die Gesundheit beschäftigt: gesenkter Blutdruck, gelinderte Stress-Symptome, ein verbessertes Immunsystem – das sind nur einige Wirkungen. Auch Schlafstörungen und chronische Schmerzen verändern sich zum Besseren. Regelmäßig zu meditieren kann sogar zu einem wichtigen Ritual im Alltag werden. Rituale zeichnen sich durch einen festen Ablauf mit Anfang und Ende, einer verbindlichen Struktur und regelmäßiger Wiederholung aus. Sie vermitteln uns Vertrauen und Sicherheit.

EINE MEDITATION UNTERSTÜTZEN

1-2 TL pulverisierter Weihrauch, ca. 5 zerbröselte Salbei-Blättchen, 1-2 TL feine Adlerholz-Späne, 1-2 TL Sandelholz: Diese Mischung auf ein Stövchen mit Drahtsieb legen, am besten nicht direkt über die Hitzequelle. Etwas an den Rand schieben, dann entwickelt sich der Duft langsam und zart. Er unterstützt die Konzentration und hilft dabei, sich zu **zentrieren**. Je mehr Adlerholz-Späne aufliegen, desto deutlicher spüren Sie diese Wirkung.

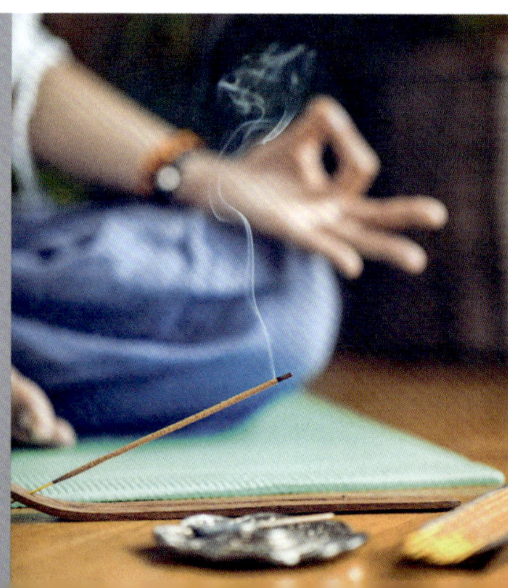

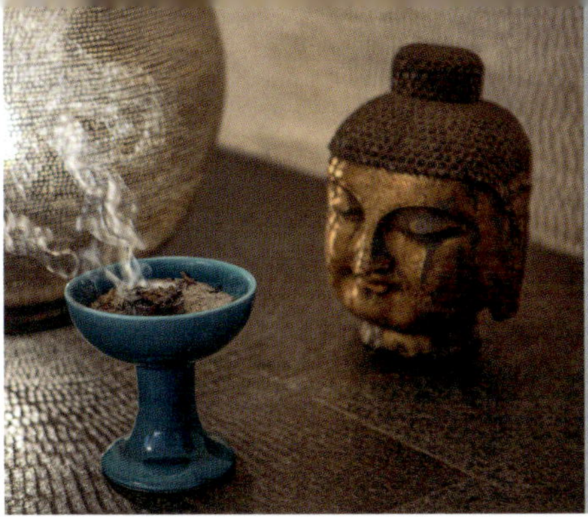

DIE „WILLKOMMEN-DAHEIM!“-MISCHUNG

1 TL Eisenkraut, 1 TL Angelika-Wurzel, 1 TL Mädesüß-Blüten, 1 TL Rosen-Blüten, ½ TL Opoponax. Wenn Sie eine erfrischendere Variante bevorzugen, ersetzen Sie das Opoponax mit Fichten-Harz.

RITUALE GESTALTEN

Rituale orientieren sich meist an besonderen Ereignissen. Den neuen Kollegen im Team mit einem Umtrunk zu begrüßen oder den ausscheidenden Mitarbeiter bei einer Abschiedsfeier zu würdigen, markieren zum Beispiel eine Veränderung der Struktur des Arbeitsumfeldes. Kindern drücken wir traditionell bei der Einschulung eine prall gefüllte, bunte Schultüte in die Hände – als Symbol für den Beginn einer neuen Lebensphase. Die jährliche Geburtstagsfeier, ob zu zweit oder in größerer Runde, verdeutlicht den Beginn des nächsten Lebensjahres – und ist ebenfalls ein beliebtes Ritual.

Es gibt darüber hinaus eine Vielzahl von „heimlichen“ Ritualen in unserem Alltag. Wenn wir nach der Arbeit nach Hause kommen, beginnt oftmals ein festes Abendprogramm: Der eine dreht seine Runde im Wald, geht ins Sportstudio oder trifft sich zur „Happy-Hour“ in seiner Lieblingsbar um die Ecke. Der andere hört eine Entspannungs-CD, genehmigt sich etwas zu trinken und greift zu einem Buch. Gerade bei den leisen und bedachten Freizeitbeschäftigungen eignet sich Räucherduft als angenehmer Begleiter sehr gut.

Immer häufiger erinnern sich Menschen an die Wurzeln der christlichen Feste. Sie basieren fast alle auf den acht keltischen Jahreskreisfesten. Diese festen Punkte im Kalender markieren stets den Übergang in eine andere jahreszeitliche Qualität. Eine bewusste Beschäftigung damit, ob alleine oder in einem Kreis von Gleichgesinnten, öffnet unseren Blick für die Veränderungen in der Natur, die in einem festgelegten Rhythmus stattfinden. Stellen Sie persönliche Themen und Entwicklungsprozesse doch einmal bewusst in den übergeordneten Rahmen der Natur. Sie werden dann in dieser Kraft leben, sie machen sich manches dadurch leichter. Nehmen Sie sich also Zeit für die Wendepunkte der Natur, greifen Sie dabei Ihre persönlichen Themen auf – und begleiten sie das alles mit einem feierlichen Räucherritual.

DIE QUALITÄT DER JAHRESFESTE SPÜREN

Die Kelten haben das Jahr in acht bedeutende Wendepunkte eingeteilt, die den Übergang in eine andere Zeitqualität in der Natur markierten. Einige davon sind uns noch heute bekannt: Viele christliche Feiertage und Feste basieren auf traditionellen Bräuchen, die Natur zu ehren. Die folgenden Räuchermischungen geben etwas von der Qualität und Stimmung der acht Wendepunkte des Jahres wieder. Sie reichen für mehrere Portionen auf die Kohle oder das Stövchen.

Lichtmess/Imbolc (2. Februar): 1 TL Birken-Rinde, Eisenkraut, Mädesüß, Weißer Salbei, ½ TL Bernstein und 1 TL Dammar oder Mastix

Frühlings-Tag-und-Nacht-Gleiche/Ostara (21. März): jeweils 1 TL Holunder-Blüten, Linden-Blüten, Mädesüß, ½ TL Weihrauch, ½ TL Myrrhe

Walpurgisnacht/Beltane (1. Mai): 1 TL Myrrhe, Rosmarin, Muskatellersalbei, Frauenmantel, ½ TL Sandelholz

Sommersonnenwende/Alban Hevin (21. Juni): 1 TL Königskerze, Myrten-Blätter, Lavendel, 2 TL Johanniskraut-Blüten, ½ TL Opoponax

Schnitterfest/Lammas (1. August): 1 TL gemörserte Tonkabohne, Fenchel-Saat, Linden-Blüten, ½ TL Dammar, Bernstein

Herbst-Tag-und-Nacht-Gleiche/Mabon (21. September): 1 Msp. Muskatnuss, ½ TL Zimt, Benzoe *Siam*, Kiefern-Harz, Labdanum

Allerheiligen/Samhain (1. November): 1 TL Wermut, Mistel, Zedern-Spitzen, Lavendel, Mastix, 1 Msp. Drachenblut, ½ TL Efeu-Blätter oder -Holz

Wintersonnenwende/Alban Arthuan (21. Dezember): 1 TL Alant-Wurzel, Mistel, Johanniskraut, Beifuß und 1 TL pulverisierter Weihrauch/Olibanum

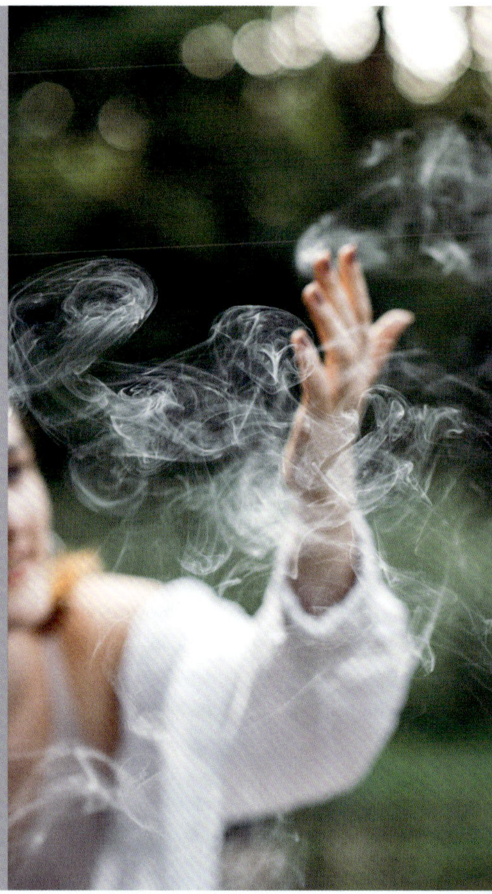

Haben Sie Gelegenheit, die Jahreskreisrituale draußen in der Natur zu begehen? Schauen Sie sich um in der Natur. Was tut sich gerade? Was findet in der Pflanzenwelt statt? Steht alles in vollster Blüte oder regt sich kaum ein Grün im Wald? Beobachten Sie, spüren Sie ...

An **Lichtmess** fragen Sie sich etwa: Welche Samen regen sich tief in der Erde und drücken im Frühjahr voller Kraft und unbändiger Energie aus dem tiefen Dunkel ans Licht? Was möchte in mir ans Licht, welches Talent, welches Bedürfnis? Wo spüre ich nun Energie und Tagendrang? Die **beiden Tag-und-Nacht-Gleichen** stellen ein perfektes Gleichgewicht dar: Tag und Nacht sind jetzt exakt gleich lang. Was ist in mir im Gleichgewicht? Wovon brauche ich mehr, wovon weniger?

Walpurgis, die erste Mainacht, ist das Fest des Feuers und der Fruchtbarkeit. Sie können eine lustvolle, freudige Energie in der Natur wahrnehmen. Übermut und Lebenslust stehen an erster Stelle. Wo zeigt sich das jetzt in meinem Leben? Zur Zeit der **Sommersonnenwende** hat die Sonne ihren Höhepunkt erreicht. Ihre strahlende Kraft lässt uns eine fast schon luxuriöse Üppigkeit genießen. Alle Sinne sind angeregt. Schöpferische Energien und Kräfte sind überall präsent. Wir können geben und nehmen: Gebe und nehme ich auch selbst gleichermaßen ...?

Anfang August ist das **Schnitterfest**, auch Lammas genannt. Das Ernten und Weihen der Kräuter steht im Vordergrund. Zögern wir mit der Ernte zu lange, sind die Kräuter bereits verblüht. Jetzt geht es darum, den richtigen Schnitt zu setzen, auch in unserem Leben. Was ist reif genug, um abgeschnitten zu werden? Vielleicht sind es „alte Zöpfe“, die nicht mehr in mein Leben passen und mich eher behindern? Ab **Allerheiligen** begibt sich die Natur in einen Zustand der Ruhe. Auch wir haben mehr Bedürfnis nach Entspannung und brauchen öfters eine längere Anlaufzeit. Jetzt ist Rückschau angesagt. Was hat mich in der vergangenen Zeit beschäftigt oder belastet? Wie bin ich damit umgegangen? Möchte ich das weiterhin so tun oder gilt es loszulassen?

An der **Wintersonnenwende** sind der kürzeste Tag und die längste Nacht des Jahres. Es ist eine Zeit der Stille. Die Erde hält den Atem an. Sie können sich fragen: Was habe ich vollendet in diesem Jahr? Was ist überholt, wo braucht es Erneuerung? Jetzt geht es um sorgsame Entscheidungen. Und auch darum, neue Kraft zu schöpfen, um sich auf den Neubeginn im nächsten Jahr vorzubereiten.

MIT ALLEN SINNEN GENIESSEN

VON DER NATUR INSPIRIERT

Menschen, die wir als sinnlich bezeichnen, können genießen – und zwar mit allen fünf Sinnen: sehen, hören, riechen, schmecken, tasten. Ein rundum angenehmes Erleben bezieht immer alle Sinne mit ein. Unser Auge erfreut sich an einer ästhetischen Umgebung. Stille kann ebenso wie schöne Musik ein Genuss für unser strapaziertes Hörorgan sein. Riechen und Schmecken haben biologisch betrachtet sogar denselben Ursprung – das merken wir an folgendem Phänomen: Was wir riechen, können wir auch schmecken und umgekehrt. Dieser Sinnbereich umfasst also kulinarische Genüsse wie feine Duftaromen. Berühren wir warme, sanfte Haut oder geschmeidige Stoffe, ist unser Tastsinn hocherfreut. Manchmal ist es auch ganz gut, über den sogenannten sechsten Sinn zu verfügen. Er lässt uns etwas erahnen, ohne dass wir es bewusst wahrnehmen.

In unserem Alltag setzen wir heutzutage unsere Sinne hauptsächlich ein, um zu funktionieren. Dabei sind wir oft genug von Genuss und angenehmem Erleben weit entfernt. Die ständige Musikberieselung im Supermarkt führt genauso zu einer Reizüberflutung wie die mit synthetischen Aromastoffen bedufteten Kaufhäuser und Lebensmittel. Zuhause haben wir dann noch Aroma-Duftstäbchen stehen, die Wohlbefinden durch bessere Luft versprechen. Was wir jedoch einatmen, ist – einfach ausgedrückt – überwiegend parfümierter Alkohol. Unsere Sinne danken es uns umso mehr, wenn wir sie auf natürliche Art verwöhnen. Beim Räuchern tun wir das.

RÄUCHERN FÜR LUST UND LIEBE

In allen alten Hochkulturen wurden Räucherungen gezielt für Lustgefühle und aphrodisierende Düfte eingesetzt. Das Parfümieren von Körper, Kleidung und Räumen, um sich und den Liebespartner gefühlvoll zu stimulieren, gehörte zum Alltag.

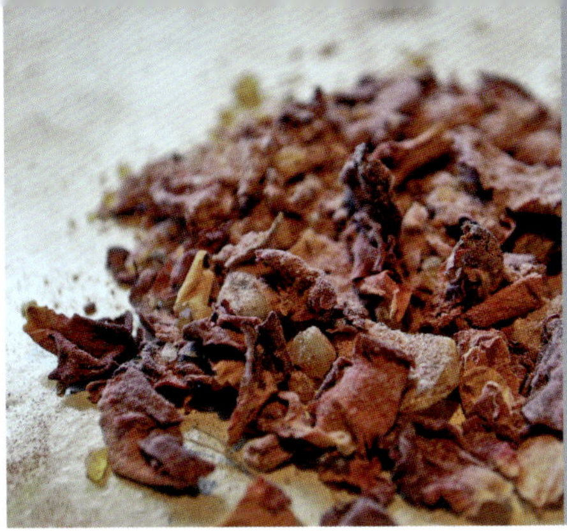

APHRODISIERENDE MISCHUNG

1 TL Sandel-Holz, am besten das Sandelholz *ballon dust,* 1 TL getrocknete Vanille-Schote, ca. 1 Msp. gemörserte Kardamom-Samen, 1 Msp. Anis, ca. 4-5 Safran-Fäden, ½ TL getrocknete Ingwer-Wurzel, ½ TL gequetschte Moschus-Körner, 1 TL verriebene Kakao-Schalen, 2 TL Rosen-Blüten sowie jeweils 1 Prise Weihrauch und Myrrhe

Der asiatische Kulturkreis steht aphrodisierenden Pflanzen dabei viel aufgeschlossener gegenüber als wir. Das haben wir der Christianisierung zu verdanken: Eine ganze Reihe von Pflanzen, die im Altertum als aphrodisierend galten und in Gebrauch waren, wurden während des Christentums verboten oder zumindest als verteufelt verurteilt. Es wird immer wieder behauptet, unser Kulturkreis hätte sich von dieser anti-aphrodisierenden Kampagne noch immer nicht erholt. Wie auch immer: In anderen Kulturen ist es bis heute üblich und überhaupt nicht anstößig, sich mit lustfördernden Mittelchen aus dem Herzen der Natur zu stimulierenden.

Dabei führt uns gerade die moderne westliche Wissenschaft genau wieder zurück zu den natürlichen Sinnesreizen: Sehr schlauen Riechforschern haben wir es zu verdanken, dass wir zwischenzeitlich wissenschaftlich verbürgt wissen, dass vor allem die Nase über die Wahl unseres Partners entscheidet – und nicht unser Wille oder unsere Vernunft. Weshalb sollten wir also dieses Wissen nicht auch nutzen, um beim Ziel der Begierde sinnliches Vergnügen anzufeuern?

Der Duft einer aphrodisierenden Mischung (siehe Kasten) wird Sie nicht in einen orgiastischen Zustand versetzen – dazu müssten Sie schon zu Substanzen greifen, die auf legalem Wege nicht erhältlich oder als gesundheitlich bedenklich kategorisiert sind. Mit dem feinen Aroma unserer Mischung und dem kräuselnden Rauch schaffen Sie jedoch eine Atmosphäre, die verführerisch-sinnlich umhüllt und jeden Menschen auf einer unbewussten Ebene berührt. Die Mischung eignet sich sehr gut für das Lava-Stövchen (S. 57): Dann lassen Sie bitte die Prise Weihrauch und Myrrhe weg, denn Harze verkleben die Lavasteine. Der Vorteil ist, dass die Mischung ohne die Harze lange einen wunderbar zarten Duft abgibt, ohne dass Sie sich darum kümmern müssen (wie bei der Kohle). So ist es auch beim Räucherstövchen mit dem Sieb. Wählen Sie also vor dem Räuchern sorgfältig aus, welche Technik Sie einsetzen wollen. Dann steht einem lustvoll-sinnlichen Erlebnis nichts mehr im Weg ...

WOHN- UND SCHLAFUMFELD HARMONISIEREN

GUT WOHNEN, TIEF SCHLAFEN, GESUND LEBEN

Bitte neutralisieren Sie die Räume Ihrer Wohnung stets mit klärendem und reinigenden Räucherwerk (S. 30 ff.) Das ist nicht jedes Mal notwendig, bevor Sie Ihr Wohnumfeld mit bestimmten Düften harmonisieren. Eine ordentliche Wohn- oder Hausräucherung ist aber stets die Basis für alle weiteren Räucher-Abenteuer ...

Sie können Ihrer Phantasie freien Lauf lassen. Überlegen Sie, welche Energie Sie in welchem Raum haben wollen. Im Ess- und Wohnzimmer geht es zum Beispiel um Austausch, Verständnis füreinander und geselliges Beisammensein. Im Arbeitszimmer dagegen sind Kreativität, Phantasie und erfolgreiches Vorwärtskommen gefragt, im Schlafzimmer wiederum Ruhe und Erholung.

FRIEDVOLLES MITEINANDER

Legen Sie ca. 2-3 cm von einem Süßgras-Zopf auf das Stövchen. Es entsteht ein herrlicher Duft, um Menschen willkommen zu heißen und aufeinander einzustimmen.

Zu dem Süßgras können Sie dann noch eine halbe getrocknete Vanille-Schote, 1 Msp. Zimt und eine Prise gemahlenen Kardamoms auflegen. Das macht den Duft interessanter und ist höchst aromatisch. Achten Sie darauf, die Mischung nicht direkt über der Kerzenflamme zu platzieren, sie ist zart und könnte schnell dunkel werden und zu intensiv riechen. Optimal ist ein ganz **zarter Duft**, der Ihre Räume erfüllt: deshalb die Mischung etwas versetzt zur Kerze auflegen.

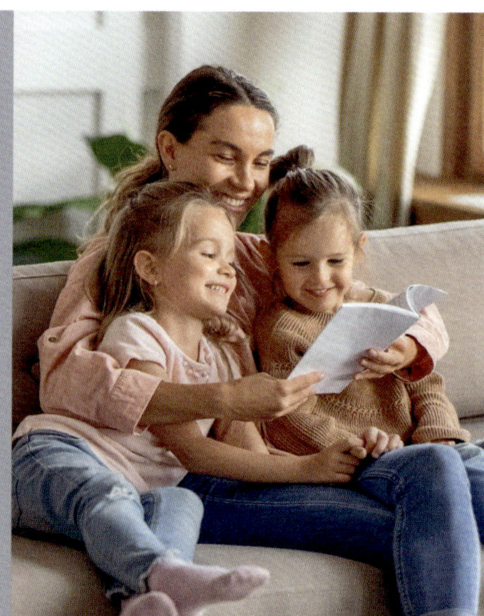

Wenn Sie es einfach und natürlich gestalten wollen, werden Sie am Süßgras immer Freude haben. Es entwickelt einen Duft, an dem sich kaum einer satt riechen kann. Die Reaktionen darauf sind meist identisch: Er öffnet das Herz, schenkt uns Leichtigkeit, Freude und Wärme. Zusammen mit der Orange gehört Süßgras zu den Düften, die bei fast allen Menschen gleichermaßen gut ankommen.

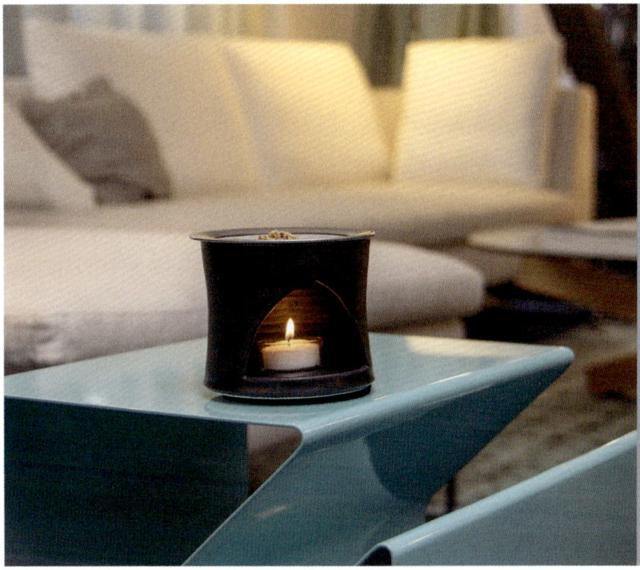

Im Wohnzimmer immer ein Stövchen bereit gestellt und in Aktion: Das erfreut die Nasen der ganzen Familie!

Unkompliziert ist auch die Handhabung, denn Süßgras eignet sich gut für das Stövchen mit Lavasteinen. Es ist etwas anders konstruiert als die normalen Räucherstövchen: Auf einem Siebeinsatz liegen kleine Lavasteine. Diese werden durch das brennende Teelicht nur sehr leicht erwärmt. Dadurch wird es den Kräutern auf keinen Fall zu heiß. Das bedeutet, Sie lassen das Räucherwerk einfach so lange auf den Steinen liegen, wie Sie mögen – und trotzdem gibt es nie zu viel Duft im Raum. Auch kann nichts anbrennen.

Besonders für die Beduftung von Warte- oder Behandlungszimmern gibt es nicht immer die Zeit, sich um das Stövchen zu kümmern. Das Lava-Stövchen können Sie stehen lassen, so lange die Kerze brennt. Streuen Sie ab und zu per Hand nach – das ist schon alles.

Haben Sie beispielsweise Lavendel-Blüten aufgelegt, geben Sie im zweiten Schritt noch etwas Sandelholz oder Palo Santo dazu. Die Düfte beginnen, sich im Raum zu vermischen und geben ein wunderbares Wohlfühlaroma ab. Sie können hier auch nicht überdosieren, wie es leicht bei der Aromaduftlampe passiert. Oft neigen wir dazu, noch einen Tropfen und noch einen Tropfen ätherisches Öl nachzugeben, sobald wir den Duft nicht mehr bewusst intensiv wahrnehmen. Die Duft-Konzentration im Raum wird dadurch aber irgendwann so hoch, dass manche Menschen mit Kopfschmerzen reagieren. Diese Gefahr besteht beim Räuchern mit dem Lava-Stövchen nicht.

FRISCHEDUFT IN KRANKENZIMMERN

Unsere Vorfahren waren ganz schön schlau – viel schlauer als wir heute meist denken. Sie haben mit heimischen Kräutern wie Wermut, Beifuß und Wacholder – gemischt mit gutem „Weihe-Rauch" (oft war das Fichten-Harz) – krankmachende Bakterien und Keime aus Wohnräumen und Ställen „vertrieben". Heute bedeutet das: Wenn in der Erkältungszeit wieder einmal die kleinen Krankmacher ihr Unwesen treiben, dann rücken Sie ihnen doch einmal mit desinfizierenden Kräutern zu Leibe.

Leben Angehörige von Ihnen in einem Alten- oder Pflegeheim? Dann kennen Sie sicher den leicht antiseptischen Geruch, der sich dort überall festzusetzen scheint. Packen Sie doch beim nächsten Besuch Ihr Stövchen und eine schöne Mischung aus. Das ist ein wirklich ganz anderes Mitbringsel – und vertreibt nicht nur Krankheitserreger, sondern schafft eine gute Luft und vor allem eine herzerwärmende Atmosphäre.

Wohlgeruch in die Küche zu bringen, ist ganz leicht …

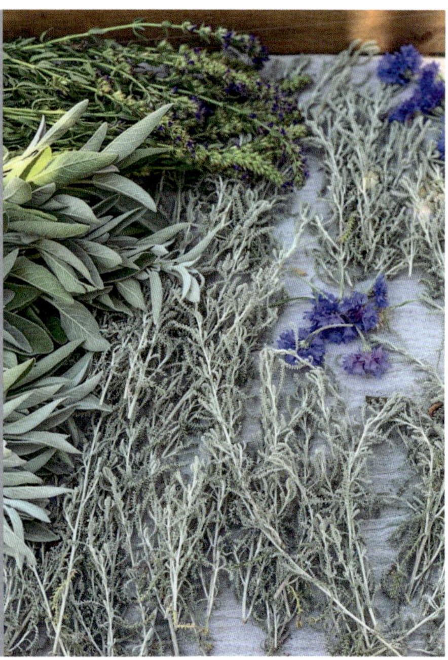

SCHLECHTE DÜFTE NEUTRALISIEREN

Wir alle mögen es, wenn dem Kochtopf auf dem Herd leckere Düfte entsteigen. Doch sobald wir gegessen haben, empfinden wir diesen Geruch oftmals als unangenehm. Wir selbst nehmen das oft gar nicht bewusst wahr, weil wir unser Riechorgan an den Geruch gewöhnt haben. Andere Menschen aber, die unmittelbar nach dem Essen bei uns vorbeikommen, riechen genau, was gerade bei uns auf den Tisch stand.

In einem solchen Fall rettet uns der Weiße Salbei. Er ist kraftvoller als unser Gartensalbei und beherrscht es wie kein anderes Kraut, schlechte Düfte zu vertreiben. Dazu reicht es aus, 1-2 Blättchen über einer Kerze anzuzünden. Blasen Sie dann die Flamme sofort wieder aus. Den Rauch, der nur sehr leicht und zart entsteht, verteilen Sie am besten mit einer Feder in der Küche und im Esszimmer. Dann sind schon bald unschöne Essensgerüche gebannt.

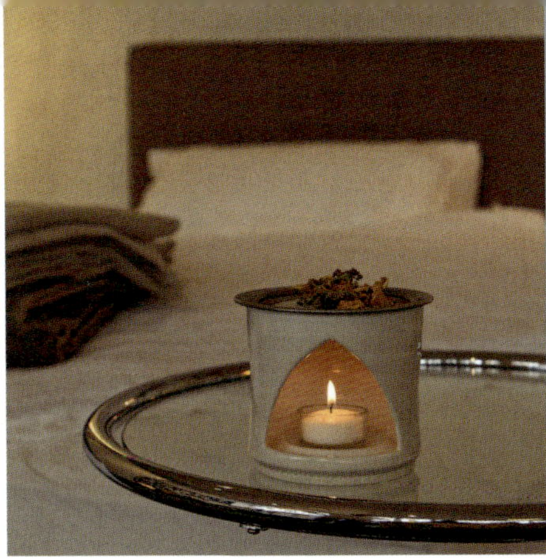

GUTER UND ERHOLSAMER SCHLAF

Diese Mischung sollten Sie regelmäßig und über einen längeren Zeitraum anwenden: 3 TL Lavendel-Blüten, 2 TL Kamillen-Blüten, 2 TL Johanniskraut-Blüten, ½ -1 TL Baldrian-Wurzel (wenn Sie diesen Duft mögen, können Sie auch höher dosieren), 3 TL Zirben-Holz geraspelt, 1 TL Myrrhe. Wer eine ganz kostbare Variante bevorzugt, gibt zu dieser Mischung noch 1-2 TL fein gemahlene Adlerholz-Späne.

TIEFER SCHLAF UND SCHÖNE TRÄUME

Es gibt Menschen, die würden sprichwörtlich alles geben, um endlich wieder durchschlafen zu können. Nicht wenigen von uns rauben Sorgen, Stress oder Beschwerden in den Wechseljahren den Schlaf.

Was tun? Sich bereits ab dem späten Nachmittag gedanklich mit der Nacht zu beschäftigen, wirkt eher destruktiv. Doch wir können zur Unterstützung eines gesunden Schlafes auch etwas Konstruktives tun, indem wir uns vorbereiten. Gut ist es immer, wenn wir uns vor dem Zubett-Gehen nicht noch einen aufreibenden Fernsehfilm reinziehen, wenn wir darauf verzichten, noch schnell unsere E-Mails zu checken. Wer sich bewusst damit auseinandersetzt, wie er einen erholsamen Schlaf findet, tut das meist ohnehin nicht mehr. Die Frage bleibt, was schlafförderlich ist und (ohne unangenehme Nebenwirkungen) unterstützt.

Die Natur stellt uns glücklicherweise sehr wirkungsvolle Einschlafhilfen zur Verfügung. Die Zirbe ist das Paradebeispiel dafür. Wissenschaftliche Studien haben folgendes nachgewiesen:

- Die bioaktiven Kräfte der Zirbe bewirken eine deutlich reduzierte und somit Entspannung fördernde Herzfrequenz.
- Ihr Duft ist schädlingshemmend und wirkt anti-bakteriell.
- Er reduziert sogar die sogenannte Wetterfühligkeit, macht unseren Organismus also unabhängiger und freier von Außeneinflüssen.

Dieses Paket an Wirkungen verbessert unsere Schlafqualität, was die Bewohner der Alpenregion seit jeher wissen. Deshalb richten sie ihre Schlafzimmer traditionell mit Zirbenholz ein. Wir müssen uns natürlich nicht gleich in Umbaumaßnahmen stürzen. Denn im Fachhandel gibt es Kissen mit Zirbenholz-Spänen. Ein kleines Vlies im Inneren ist mit dem ätherischen Öl der Zirbe getränkt und gibt kontinuierlich Duft ab.

HEILPROZESSE UNTERSTÜTZEN

SEELISCHE HEILUNGSIMPULSE SETZEN

Im Lauf der Jahrhunderte haben sich viele verschiedene Heilansätze entwickelt. In früheren Zeiten bestand die Volksmedizin zum Großteil daraus, Kräuter, Tees und Tinkturen zu verordnen. Doch auch medizinisch wirksames Räucherwerk war fester Bestandteil auf dem Weg zur Gesundheit – und das in allen alten Kulturen der Menschheit.

Es gibt verschiedene Formen, um Räuchern für Genesungsprozesse einzusetzen: Schamanen verwendeten Räucherwerk, um sich in Trance zu versetzen und dadurch heilende Botschaften für Kranke zu empfangen – moderne, echte Schamanen tun das heute noch. Oftmals wurde und wird der in den Himmel aufsteigende Rauch von innigen Gebeten und Bitten um Reinigung und Heilung begleitet.

Die hohe Schule: eine spirituelle Zeremonie ...

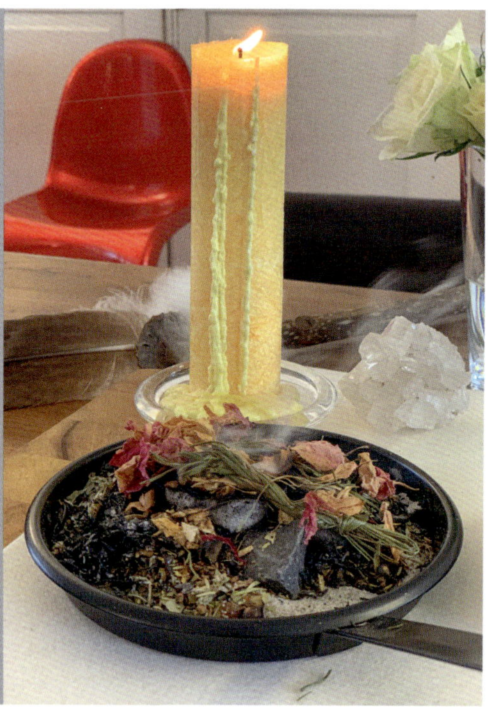

In traditionellen Weltbildern und im Alltag der naturnahe lebenden Völker war es gar nicht anders möglich, als mithilfe verschiedener Kräuteranwendungen für Heilung zu sorgen. In unserem modernen westlichen Kulturkreis sind dagegen andere Heilmethoden selbstverständlich, die natürlich ihre Berechtigung haben. Doch nehmen wir oftmals allzu bedenkenlos chemisch-medizinische Präparate zu uns, die in vielen Fällen Nebenwirkungen zeigen, die alles andere als heilsam sind.

Welchen Weg wir auch immer gehen: Heute wissen wir, dass – sowohl in traditionellen als auch in modernen Gesellschaften – die Überzeugung eine große Rolle für Linderung von Krankheiten und für Gesundheit spielt. Mit derselben inneren Überzeugung, mit der wir Pillen schlucken, haben sich unsere Vorfahren dem Räucherwerk gewidmet – und diese traditionelle Heilmethode war wohl auch durch die Kraft der Überzeugung wirksam.

Viele Überlieferungen und Erfahrungen mit dem modernen Räuchern weisen also darauf hin, dass Räucherwerk einen positiven Einfluss auf die Gesundheit hat. Früher musste es dabei nicht einmal unbedingt „wohlriechend“ sein. Zwar sind wir heutzutage mit unseren parfümverwöhnten Nasen auf „Wohlgerüche“ geeicht. Und so rümpfen bereits bei Weihrauch, einem unserer wertvollsten und wirkungsvollsten Räucherharze, viele Menschen die Nase. Derartige Befindlichkeiten gab es in früheren Zeiten nicht. Geräuchert wurde schlichtweg, was Linderung, Heilung und Gesundheit brachte.

Wie Räucherungen auch immer innerhalb eines bestimmten Weltbildes auf der körperlichen Ebene wirken, ist eine Sache, die jeder Mensch für sich entscheiden muss. Was sicher ist: Sie verbessern immer auf der seelischen Ebene das subjektive Krankheitsempfinden – und alleine das ist bereits unglaublich viel wert: Der Kranke wird wieder zuversichtlicher, seine Stimmung erhellt sich, die Motivation steigt, Selbstheilungskräfte werden aktiviert. Solche seelischen Impulse sind bei allen Krankheiten ganz wichtige Beiträge für Heilung ...

ALTE BRÄUCHE NEU ENTDECKT

Gerade in unserem Kulturkreis suchen immer mehr Menschen nach Möglichkeiten, ihre Gesundheit in eigener Verantwortung zu unterstützen. Als Teil dieser Bewegung wenden sich viele Menschen den traditionellen Bräuchen zu. Sie erinnern sich zum Beispiel, dass die Großmutter den Schweinestall immer ausräucherte, nachdem das Schwein geschlachtet war – und bevor ein neuer vierbeiniger Kandidat einzog. In einigen ländlichen Gebieten hat sich bis heute der Brauch gehalten, in den Raunächten zwischen dem 24. Dezember und dem 6. Januar die Wohnräume und Ställe mit Kräutern auszuräuchern. Die Geister und Dämonen des Winters sollten auf diese Art vertrieben werden. Man könnte auch sagen: Die Ängste vor Krankheiten und Hunger in den dunklen Monaten des Jahres sollten vertrieben werden ...

Darüber hinaus war früher das Verräuchern von Pflanzen alltäglich, um Keime abzutöten. Das Räuchern war über Jahrhunderte hinweg eine Form der wirksamen Desinfektion. Gerade in Zeiten von Cholera und Pest wurde besonders viel geräuchert.

RÄUCHERN ALS MEDIZIN FÜR DEN KÖRPER

Aus Überlieferungen ist bekannt, dass gebärende Frauen beräuchert wurden, um den Geburtsvorgang zu unterstützen. Zum einen förderten bestimmte Pflanzen die Wehen, zum anderen unterstützen sie die Kraft und den Mut der Mutter. Schließlich war die Geburt immer ein Thema von Leben und Tod – viel mehr als das heute der Fall ist. Da bedurfte es der Unterstützung auf allen Ebenen.

Bei Unterleibsleiden stellten sich die Frauen über eine Schale mit Räucherwerk. Der heilsame Rauch konnte so direkt auf die Geschlechtsorgane einwirken. Kinder, die einen Hautausschlag hatten oder gar von Ungeziefer befallen waren, wurden ebenfalls kräftig beräuchert. Die Schmerzen an rheumatischen Gliedern erfuhren Linderung durch den Rauch von Wacholder-Holz. Die Wirkung der Räucherstoffe zu medizinischen Zwecken dürfen wir bis heute nicht unterschätzen. Bei Interesse sollten Sie sich stets an fachkundiger Stelle genauestens über die Wirkung der einzelnen Räucherpflanzen informieren!

Die Selbstheilungskräfte aktivieren: Das gelingt wunderbar mit einer Räuchereinheit!

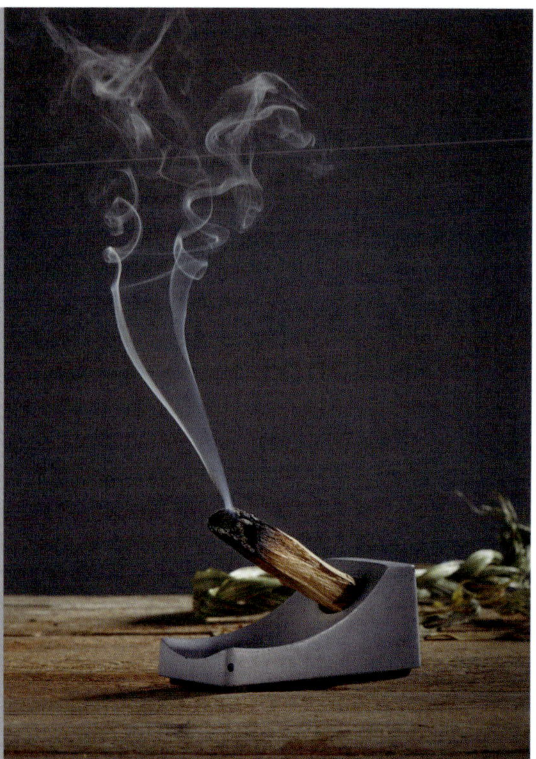

Auch bei so modernen Krankheiten wie Allergien ist das Räuchern hilfreich. Ein strapaziertes und überreiztes Immunsystem kann mit der Zeit ausgeglichen werden. Das geht jedoch nicht von einem Tag auf den anderen. Von einer einzigen Räucherung dürfen Sie keine Wunder erwarten. Doch ist diese Art der Beduftung für viele Allergiker weitaus bekömmlicher als es zum Beispiel ätherische Öle aus der Aromalampe sind, die oft überdosiert werden und dann zu Reizungen führen können.

Empfehlenswert ist immer, sich behutsam und langsam an das medizinische Räuchern heranzutasten. Bedenken Sie dabei auch: Die Erfahrungen unserer Vorfahren müssen für uns moderne Menschen nicht unbedingt in glei-

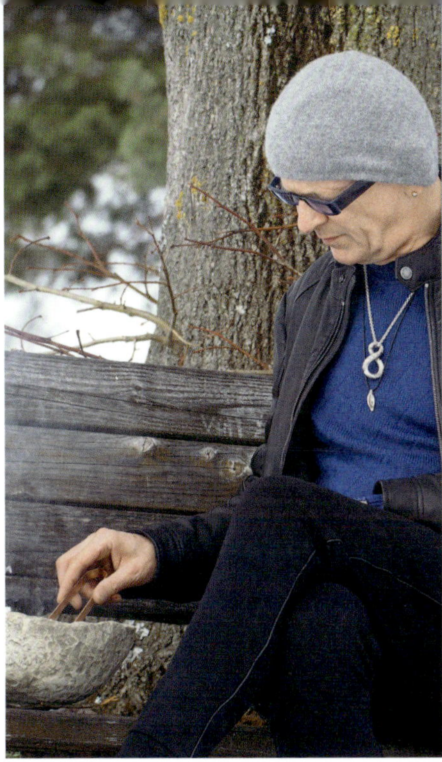

MISCHUNGEN FÜR HEILUNGSPROZESSE

- 2 EL Weißer Salbei und Süßgras (mit der Schere klein schneiden), 1 EL Palo Santo, 1 TL Huichol Copal (mit dem Messer abschaben), 1 TL Mastix pulverisiert
- Alternativ: 2 EL Kamille, 2 EL Dost, 1 TL Angelika-Samen, 1 TL Kalmus-Wurzel, ½ TL Bernstein, 1 TL Mastix

Mastix ist ein für die Heilung ganz wichtiges Harz. Es löst die düsteren und belastenden Nebel der Krankheit über der Seele auf und macht mit seiner zitronig-frischen Duftnote den Blick auf das Leben freier und leichter.

Bei typischen **Erkältungssymptomen**: Salbei, Minze und Kamille zu gleichen Teilen mit einer Msp. kleiner Menthol-Teilchen vermengen. Macht Kopf und Nase frei. Achtung: Menthol immer äußerst sparsam dosieren, sonst brennt es in den Augen.

cher Weise gelten. Unsere Überzeugungen von Gesundheit und Heilung spielen immer eine Rolle, ob etwas wirkt oder nicht. Der eine vertreibt mit Pfefferminze und Rosmarin Unwohlsein und Schwindelgefühle oder rückt Kopfschmerzen mit Lavendel, Hopfen, Myrrhe und Opoponax zu Leibe. Das funktioniert, weil er offen und bereit für Räucherstoffe ist. Beim anderen wirken eher pharmazeutische Medikamente, weil er nur ihnen vertraut. Es überwiegen dann wahrscheinlich eher Zweifel und Skepsis dem Räuchern gegenüber.

Was das Räuchern immer wieder so besonders macht, ist die einfache Art der Anwendung. Wenn Sie gerade in einer medizinischen oder therapeutischen Behandlung sind, fragen Sie sich doch einmal, wann und mit welchem Duft Sie Ihre Selbstheilungskräfte unterstützend aktivieren können – am besten in Absprache mit dem Arzt oder dem Heilpraktiker. Vertrauen Sie dabei darauf, dass Sie sich intuitiv für das richtige, für Sie stimmige und hilfreiche Räucherwerk entscheiden. Arbeiten Sie am besten auch mit den Pflanzenbeschreibungen im Kapitel 3 (ab S. 68), lassen Sie sich inspirieren.

Verstehen Sie das aber bitte niemals als Aufforderung, eine medizinische Behandlung zu beenden. Betrachten Sie das Räuchern als begleitenden und unterstützenden Prozess in Ihrer ganz persönlichen Lebens- und Heilungsgeschichte.

VIREN UND BAKTERIEN VERTREIBEN

Stellen Sie sich doch selbst eine große Vorratsdose mit einer Anti-Infekt-Mischung zusammen: Wermut, Beifuß und Wacholder zu gleichen Teilen, 1/3 Teil Weihrauch und Mastix nach Bedarf mischen. Wer mag, fügt pro Räucherung noch 1-2 stecknadelkopfgroße Kügelchen Kampfer hinzu. Noch ein paar getrocknete Tannen-Nadeln und Sie können sich über einen erfrischenden Waldduft im Raum freuen. Diese Mischung legen Sie am besten bereits vor der infektionsreichen Winterzeit zur Vorbeugung immer wieder auf. Sie reinigt und desinfiziert Ihre Räume wirkungsvoll und nachhaltig.

Experimentieren Sie ruhig, was die Menge der einzelnen Bestandteile in der Mischung angeht. Sie können nichts falsch machen. Wenn Sie einmal zu viel von einer Pflanze oder einem Harz erwischen, dann haben Sie eben genau davon einen „Duftüberschuss" und eine etwas stärkere Wirkung. Doch vielleicht gefällt Ihnen dieser Duft gerade so wie er ist. Falls nicht, dann gleichen Sie einfach aus, indem Sie andere Bestandteile wieder stärker beimischen.

Eine klare, gereinigte Atmosphäre während Homeoffice und Homeschooling oder am Arbeitsplatz trägt zur Konzentration und Kreativität bei.

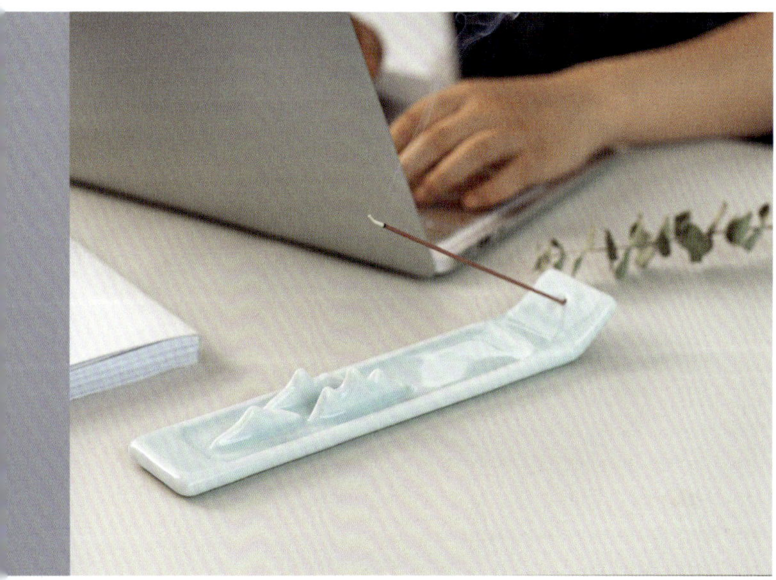

Bei unseren Ahnen war es üblich – in einigen Kulturen ist es das noch heute – den Raum mit Weihrauch zu räuchern, in dem jemand gestorben war. Die Seele sollte mit Hilfe des Duftes den Weg ins Licht finden. Weihrauch transformiert zudem die schweren Energien, die gerade in der heutigen Zeit eines distanzierten Umganges mit dem Thema Sterben und Tod verbunden sind. Insofern ist es gar nicht so verwunderlich, dass diese Tradition neben der Aromakunde in der Hospizarbeit Einzug hält.

SICH ZIELE SETZEN

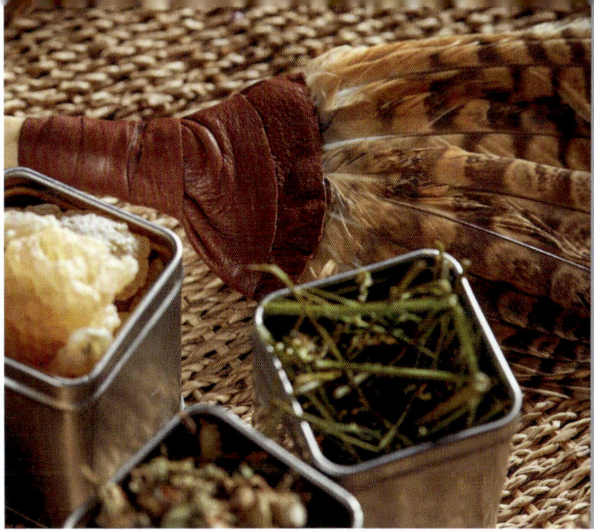

Gehen Sie achtsam und bewusst vor. Ihre Impulse zeigen sich auch in der Auswahl der Kräuter.

Immer wieder ist es wichtig zu betonen: Bei keiner Räucherung darf Absicht und Ziel fehlen. Wenn es um unsere Gesundheit und Heilung geht, ist das umso wichtiger. Nehmen Sie sich für ein Heilritual also viel Zeit. Sorgen Sie dafür, dass Sie für eine halbe Stunde oder gerne auch länger ungestört sind, und legen Sie sich etwas zu schreiben bereit. Sie können eine einzelne Pflanze auswählen, die Sie anspricht, oder eine eigene Heilmischung auflegen.

Gehen Sie dann gedanklich in eine Situation, in der es Ihnen gut ging, in der sie sich vollkommen gesund fühlten. Vielleicht gelingt es Ihnen, vor Ihrem inneren Auge ein konkretes Bild von sich selbst aufzubauen. Halten Sie es so lange wie möglich fest und spüren Sie in Ihrem Inneren nach, wie sich das anfühlt. Es kann gut sein, dass Ihr Verstand Sie kontrollieren wird. Er gibt Ihnen möglicherweise deutlich zu verstehen, dass das Unsinn sei: „Weil sich doch das Rad nicht zurückdrehen lässt und Du diesen Zustand niemals mehr erreichen kannst ..." Dadurch fällt es uns häufig schwerer, konzentriert bei einem inneren Bild zu bleiben. Nehmen Sie dann einfach möglichst gelassen und gleichmütig wahr, was gerade störend dazwischenfunkt.

Doch stärken Sie auch Ihren Willen, denn es geht nicht um Ihren Verstand, sondern um die Sprache Ihrer Seele. Und genau die tankt jetzt auf. Sich selbst so gesund und wohlauf vorzustellen, wie Sie es kennen oder kannten und wie Sie wieder sein wollen – das ist geradezu Balsam für Ihre Seele. Gönnen Sie es sich, zu träumen. Tun Sie gedanklich so, als ob Sie den Zustand vollkommener Gesundheit bereits erreicht hätten. Der Räucherduft unterstützt Sie dabei sehr wirkungsvoll und hilft Ihnen, den Verstand zu überlisten.

Es gibt viele Möglichkeiten und Methoden, die Selbstheilungskräfte zu aktivieren. Egal, welche davon Sie für Ihren persönlichen Weg wählen: Mit dem Räuchern unterstützen Sie sie zusätzlich. Sie knüpfen damit an einen der ältesten Wissens- und Erfahrungsbereiche der Menschheit an – und an die Heilkraft und die seelischen Botschaften aus dem Reich der Pflanzen und Harze.

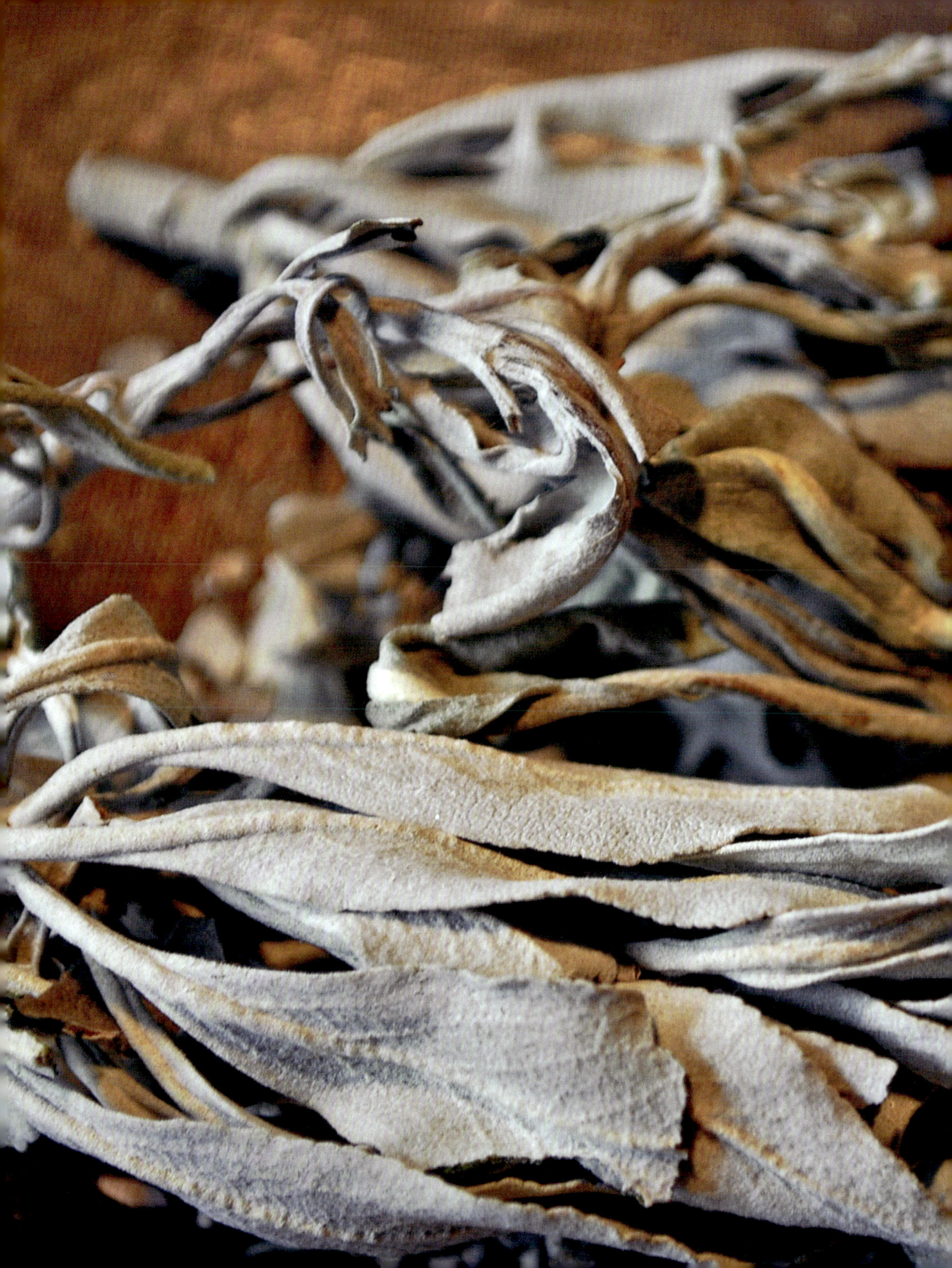

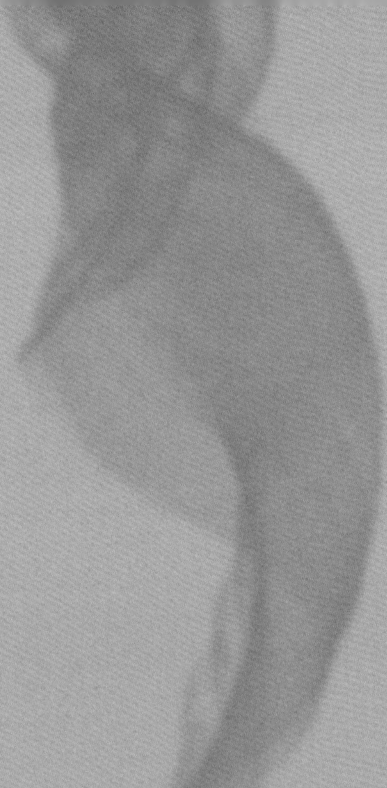

Heimische Kräuter und exotische Harze

Vor der Haustür, auf Wiesen und im Wald wächst eine Fülle an Räucherpflanzen. Im Folgenden werden die beliebtesten in alphabetischer Reihenfolge vorgestellt. Die Beschreibung der typischen und wichtigsten Merkmale hilft – neben dem Foto – beim Bestimmen, wenn Sie in freier Natur sammeln wollen. Zusammen mit einigen ausgewählten exotischen Hölzern und Harzen (ab S. 82) können Sie eine große Vielfalt an kreativen Mischungen herstellen.

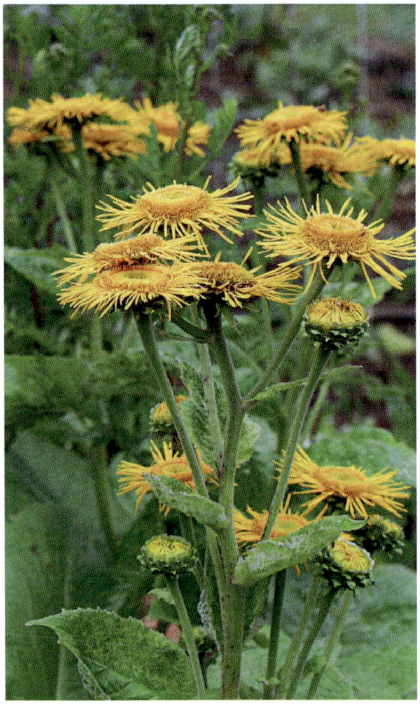

ALANT *Inula helenium*

Korbblütengewächse | 0,6–2,5 m | Juli–September | mehrjährig

Anwenden Die kraftvolle Pflanze ist seit dem Mittelalter bekannt. Mit ihren ausladenden Blättern drängt sie einfach weg, was ihr in den Weg kommt. Sie vertreibt düstere Stimmungen, Niedergeschlagenheit und Stress-Symptome. Die Blütenfarbe symbolisiert Licht und Sonne. Eine Mischung wirkt dadurch leicht und erhellend. Die Wurzeln kräftigen, wenn wir uns seelisch wieder stärken wollen und das Bedürfnis nach Schutz und Behütetsein haben. Zusammen mit Beifuß (S. 69) und Eisenkraut (S. 70) erhalten wir eine balsamisch wärmende Duftkreation.

Sammeln Häufig als Zier- und Heilpflanze in Gärten, teilweise verwildert. Blätter unten filzig, Blütenkörbchen mit goldgelben, langen Zungenblüten. Die einzelnen Blüten im August ernten, die Wurzeln im Oktober ausgraben. Im Garten besser einzeln stehend als mit anderen Pflanzen im Kräuterbeet.

ANGELIKA, ENGELWURZ

Angelica archangelica

Doldengewächse | 1,5–2,5 m | Juli–August | zweijährig

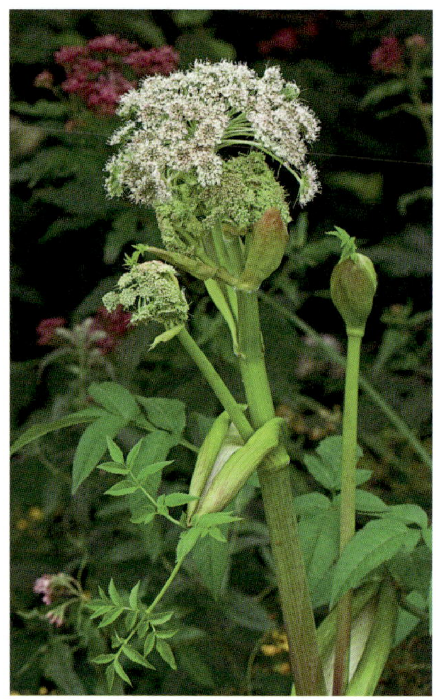

Anwenden Der Stängel ist innen hohl. Das zeigt die durchlässige Verbindung zwischen Himmel und Erde. Genau dafür steht diese Pflanze: Das Sonnenlicht strömt bis in ihre Wurzeln, wir nehmen es symbolisch beim Räuchern in uns auf. Sehr aromatisch duftet der Samen. Alle Pflanzenteile stärken die Lebensfreude, wirken kräftigend und revitalisierend. Visualisieren Sie während der Räucherung einen schützenden Kreis aus Licht um Ihren Körper. Das lässt Sie zuversichtlicher nach vorne blicken.

Sammeln Wächst an Flussufern und Wiesen. Blüten in halbkugeligen Dolden, bauchige Blattscheiden, Stängel bis zu 10 cm dick. Im Garten besser einzeln stehend, benötigt viel Platz. Ab August die Blüten und die Samen ernten, ab Oktober die Wurzeln ausgraben.

BALDRIAN *Valeriana officinalis*

Baldriangewächse | 0,5–1,5 m | Juni–August | mehrjährig

Anwenden In der modernen Medizin gilt Baldrian als eines der besten Pflanzenheilmittel, die auf das Seelenleben wirken. Seine Wurzel macht zwar durch einen etwas eigentümlichen Duft auf sich aufmerksam, den nicht alle mögen. Dennoch: Baldrian ist eines der hilfreichsten Kräuter für Menschen, die unter Stress und innerer Unruhe leiden. Auch wenn wir uns unkonzentriert und gereizt fühlen, ist er das Mittel der Wahl. Versuchen Sie, sich auf den Duft einzulassen: Er bringt Denken und Fühlen in Einklang.
Sammeln Wächst in feuchten Wiesen und Wäldern. Auch gut im Kräuterbeet zu kultivieren. Blätter tief unpaarig gefiedert, Blüten in kugeliger Scheindolde. Die rötlich-weißlichen Blüten im August ernten, die gelbbraunen Wurzeln im Oktober.

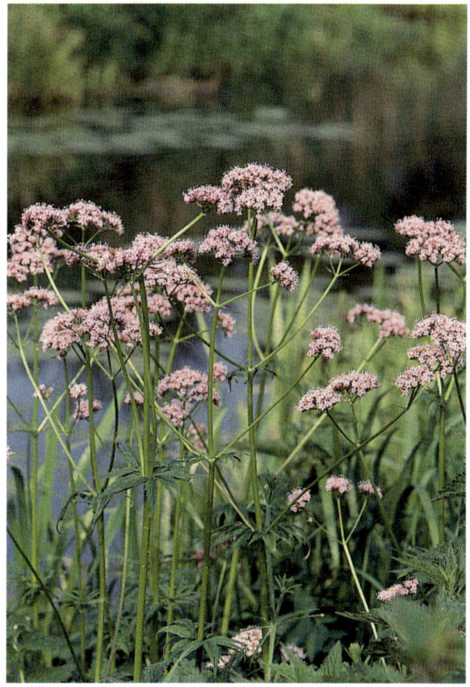

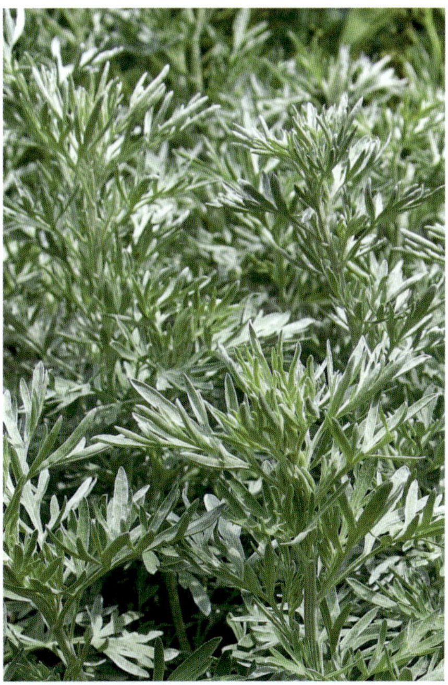

BEIFUSS *Artemisia vulgaris*

Korbblütengewächse | 0,6–1,5 m | Juni–August | mehrjährig

Anwenden Beifuß gehört zu den bekanntesten Räucherkräutern. Er hat seinen Stammplatz in der indianischen (dort wird der Steppenbeifuß verwendet) und keltischen Räucherkultur. Schwere, dichte Energien löst er schnell auf. Früher wurden Ställe und Wohnräume in den Raunächten vom 24. Dezember bis zum 6. Januar zusammen mit Salbei (S. 78), Fichtenharz und Wacholder (S. 80) von den tristen Energien des Winters gereinigt. Abends entspannt er und wärmt innerlich. In Phasen der Veränderung unterstützt er das Loslassen und den Neubeginn.
Sammeln Wächst üppig an sonnigen Standorten wie Wegen und Waldrändern. Zahlreiche längliche Blütenkörbchen in einer Rispe, unscheinbar. Blätter fiederspaltig. Im Juli und August ganze Stängel mit Blüten und Blättern ernten, die Wurzeln im Oktober.

DOST *Origanum vulgare*

Lippenblütengewächse | 0,2–0,6 m | Juli–September | mehrjährig

Anwenden Als Räucherkraut wird Dost, auch wilder Majoran genannt, eher vernachlässigt. Er kommt kaum über den Status einer Gewürzpflanze für die Küche hinaus. Dabei soll er schon zu biblischen Zeiten in Räucherungen zum Einsatz gekommen sein. Dost hält ein breites Wirkungsspektrum für uns bereit. Das kombiniert er auch noch mit einem wärmenden Aroma. Er beruhigt aufgewühlte Nerven, besänftigt und stärkt Mut und Ausdauer.
Sammeln Wächst an trockenen, sonnigen Hängen und Heckenrändern. Rosarote Blütchen in dichten Köpfchen, stark verzweigter Blütenstand. Blätter gegenständig. Kommt häufig wild im Garten vor, ist auch im Topf pflegeleicht zu kultivieren. Stängel samt Blüten und Blättern im August ernten.

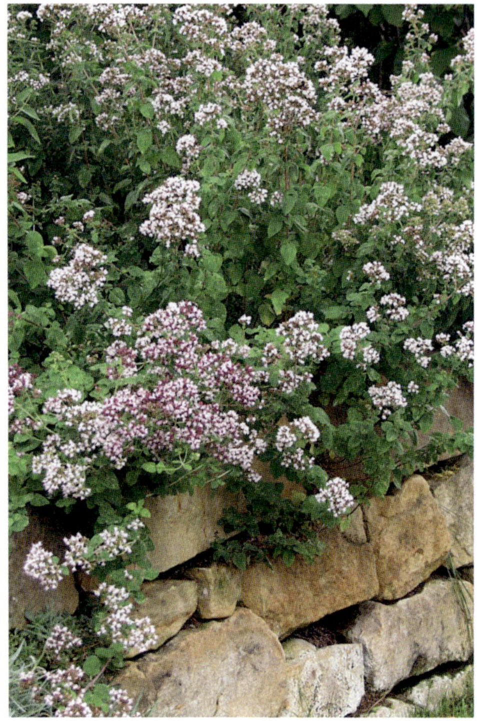

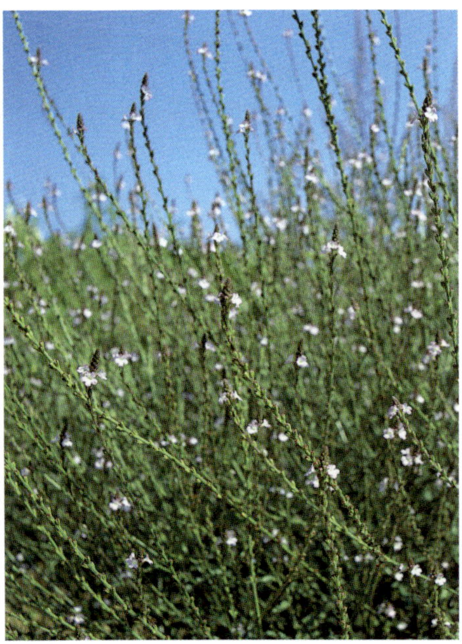

EISENKRAUT *Verbena officinalis*

Eisenkrautgewächse | 0,3–1 m | Juli–September | einjährig

Anwenden In der keltischen Räucherkultur gehörte das Eisenkraut zu den beliebtesten Räucherpflanzen. Wenn wir uns erschöpft, müde, ausgelaugt oder arbeitsunlustig fühlen, bringt uns dieser Duft wieder in Schwung. Er inspiriert und stärkt innerlich. Wer meint, er braucht mehr Schutz und Abwehr, ist hier an der richtigen Adresse. In belebten Räumen wie Besprechungszimmern ist es förderlich, öfter mit Eisenkraut zu räuchern: Das „Diplomatenkraut“ unterstützt ausgleichende Fähigkeiten und Kompromissbereitschaft.
Sammeln Wächst an Wegrändern, Mauern und Weiden. Zarte Blüten in schlanken Ähren, Farbe weißlich bis blass-lila. Stängel vierkantig. Im Juli und August die Stängel samt Blüten und Blättern ernten.

FICHTE *Picea abies*

Nadelholzgewächs | Kieferngewächs | zwischen 20-60 m | mehrjährig

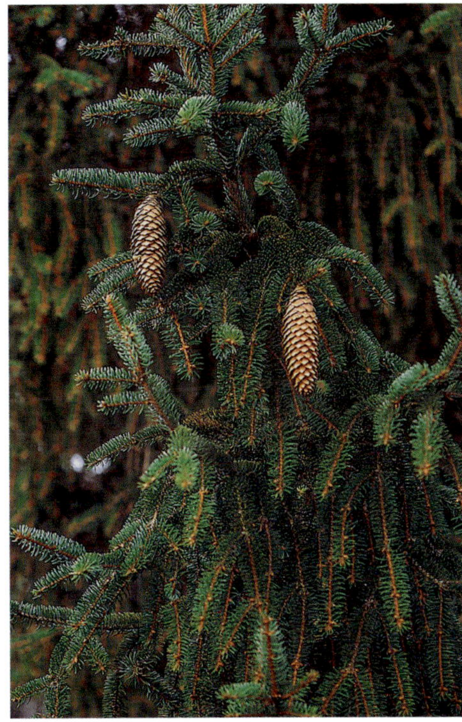

Anwenden Der am häufigsten anzutreffende Nadelbaum in unseren Wäldern sicherte früher das Einkommen der „Pecher“, die das Harz professionell sammelten und weiterverarbeiteten. Das Harz hat einen oft als etwas schwer empfundenen Duft, der jedoch auch wärmend und schützend wirkt. Es ist eine wichtige Zutat in reinigenden Hausräucherungen und wird zusammen mit Wacholder und Beifuß zur Verbindung mit den Ahnen und in den Raunächten verwendet.

Sammeln Die Fichten haben ganzjährig einen üppigen Harzaustritt. Wir finden das Harz häufig in unseren Wäldern. Der Baum sollte beim Lösen der möglichst schon ausgehärteten Harze nicht weiter verletzt werden. Es kann oft einfach „abgebrochen“ werden.

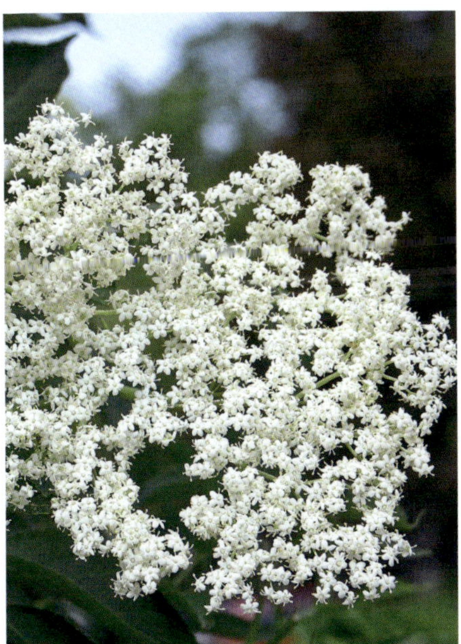

HOLUNDER *Sambucus nigra*

Geißblattgewächse | 3–7 m | Juni–Juli | mehrjährig

Anwenden Besonders aromatisch sind die Blüten: Sie entwickeln beim Räuchern eine sehr feine, blumige Duftnote. Eine Mischung mit Kamillen-Blüten (S. 35), Johanniskraut-Blüten (S. 34) und ein wenig Weihrauch (S. 49) können wir sehr gut in Heilungszeremonien einsetzen. Die Pflanze unterstützt dabei, Übergänge bewusst zu gestalten und lässt erkennen, wann die richtige Zeit für etwas gekommen ist. Insgesamt öffnet der Holunder das Herz, bringt Freude, gute Stimmung und weckt die Lebensgeister.

Sammeln Wächst strauchförmig in Wäldern, an Waldrändern, in Hecken, auf Schuttplätzen. Äste mit weißem Mark. Typisch ist der schirmförmige weiße Blütenstand. Im Frühjahr die stark duftenden Blüten bei voller Blüte ernten.

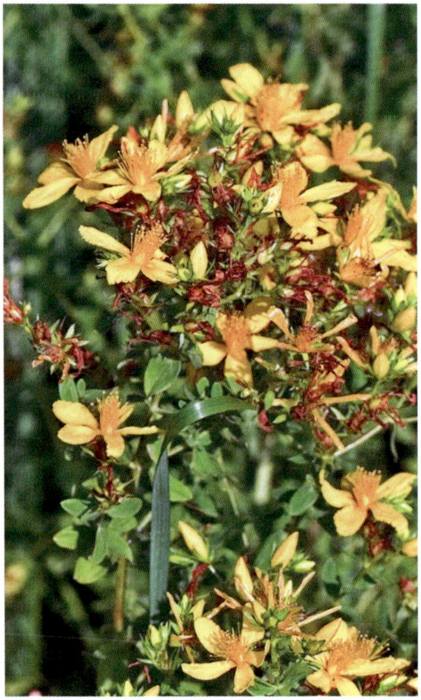

JOHANNISKRAUT *Hypericum perforatum*

Johanniskrautgewächse | 0,5–1 m | Juni–August | mehrjährig

Anwenden Früher gehörte das Johanniskraut zu den ganz wichtigen Heil- und Räucherpflanzen. Heute ist es hauptsächlich für seine Wirkung bei depressiven Verstimmungen bekannt und wird in einigen Medikamenten verabreicht. Die Pflanze steht symbolisch für Licht und Sonne. Geräuchert zieht sie den grauen Schleier von der Seele und hebt die Stimmung. Zusammen mit den Blüten der Königskerze (S. 74), mit Salbei-Blättern (S. 78) und etwas Weihrauch (S. 87) oder Mastix (S. 86) neutralisiert der Duft eine niedergeschlagene oder angespannte Stimmung.
Sammeln Ist auf mageren Weiden zu finden, auf Brachflächen und in trockenen Waldlichtungen. Stängel mit zwei Längsleisten, gelbe Blütenstände doldenartig, zerquetschte Blüten werden rot. Die Blüten ab Sonnwend (21. Juni) ernten, jedoch immer voll aufgeblüht.

KALMUS *Acorus calamus*

Kalmusgewächse | 0,6–1,2 m | Juni–Juli | mehrjährig

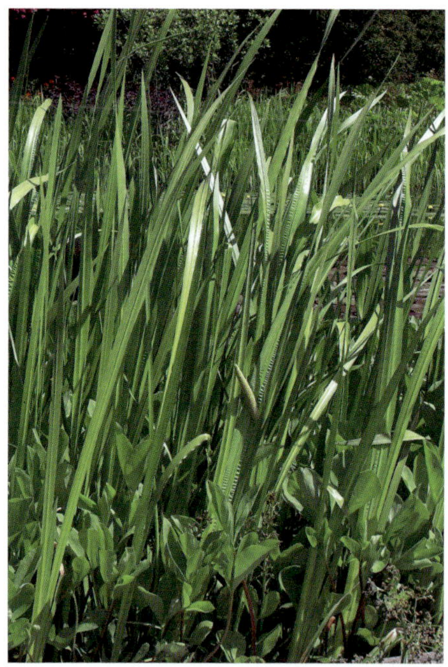

Anwenden Die Pflanze ist bereits seit dem Altertum ein beliebtes Räucherwerk. Ihr würziger, holzig-erdiger Duft darf in keiner Mischung fehlen, die uns wieder zu Kräften bringen und regenerieren soll, zum Beispiel in Phasen der Erschöpfung oder nach einer Krankheit. Auch wenn wir uns innerlich ausgelaugt und geistig etwas ermattet fühlen, stärkt die Wurzel – pur geräuchert. Das Aroma vermittelt Kraft und wir spüren wieder, wie es ist, im Vertrauen zu sein. In der indianischen Räuchertradition wird Kalmus zu Reinigungszwecken bei Zeremonien verwendet.
Sammeln In Sümpfen, an Seeufern oder langsam fließenden Gewässern, auch in Gartenteichen gut zu kultivieren. Schwertförmige Blätter. Zum Räuchern wird nur der bis zu 3 cm dicke Wurzelstock verwendet, diesen im Oktober ausgraben.

ECHTE KAMILLE *Matricaria recutita*

Korbblütengewächse | 0,15–0,5 m | Juni–August | einjährig

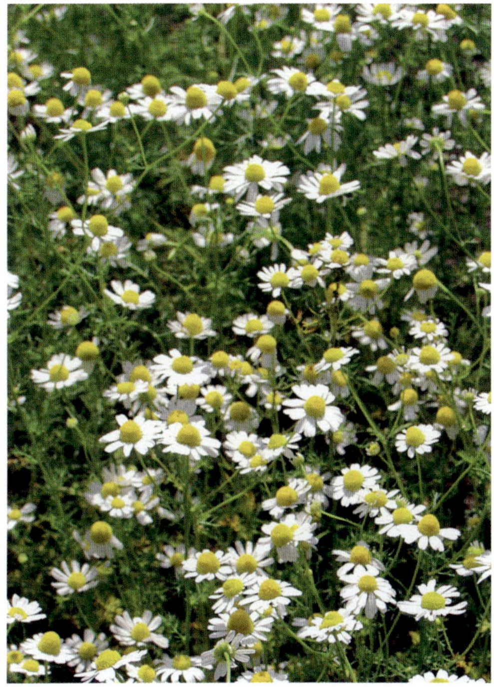

Anwenden Sie gehört zu den ältesten bekannten Heilpflanzen und ist weltweit verbreitet. Bei einer Heilräucherung darf sie nicht fehlen: Auch ist sie ein wunderbares Anti-Stressmittel, entspannt die Nerven und schenkt uns eine innere wohlige Ruhe. Ihren Duft mögen die meisten Menschen, kaum jemand reagiert ablehnend darauf. Er umhüllt, schenkt emotionale Zuwendung und wirkt ausgleichend und harmonisierend.
Sammeln Wächst an Weg- und Straßenrändern. Blätter 2-3–fach gefiedert, Blütenkörbchen aus weißen Zungen- und gelben Röhrenblüten. Blüten im August ernten. Die verwandte Ackerhundskamille sieht zwar ähnlich aus, duftet aber beim Zerreiben nicht.

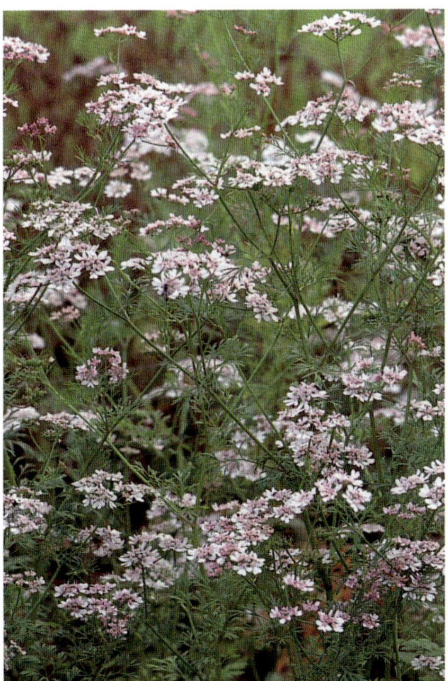

KORIANDER *Coriandrum sativum*

Doldengewächse | 0,2–0,6 m | Juni–Juli | einjährig

Anwenden Der Koriander stammt ursprünglich aus dem Mittelmeerraum, ist heute jedoch weltweit kultiviert. Wir treffen ihn häufig in Kräutergärten an. Die Samen werden in einem Mörser leicht gequetscht, damit sie ihren süßlichen, leicht holzigen und moschusartigen Duft beim Räuchern entfalten können. Bei den Griechen und Römern wurde er vor allem wegen seiner aphrodisierenden Wirkung geschätzt. Der Duft hat etwas Erwärmendes und passt wunderbar in eine stimmungsvolle Wintermischung. Gleichzeitig wirkt er anregend und klärend.
Sammeln Auf Äckern und Unkrautfluren zu finden, gut zu kultivieren im Topf oder Kräuterbeet. Blüten weiß bis hellrosa. Daraus bilden sich kugelige, gerippte Samen. Diese Samen einfach im Juli und August sammeln.

KÖNIGSKERZE *Verbascum densiflorum*

Braunwurzgewächse | 1–2 m | Juni–August | zweijährig

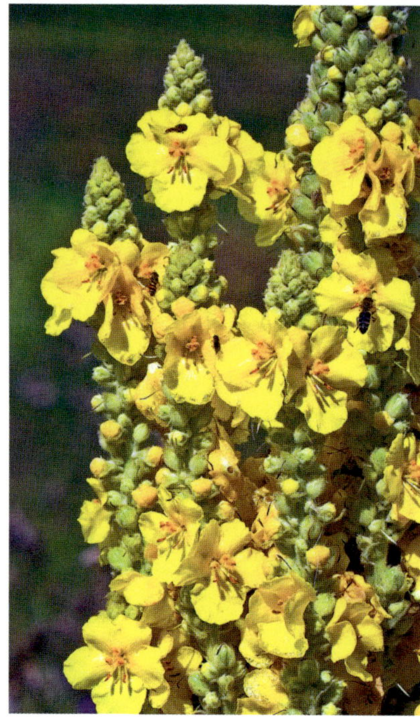

Anwenden Früher wurde der Königskerze eine wichtige Schutzfunktion vor Unwettern und bösen Geistern zugesprochen. In den traditionellen Kräuterbuschen vom 15. August war und ist sie die alles überragende Mitte, um die herum die anderen Kräutlein gebunden werden. Sie neutralisiert eine als unangenehm und bedrückend empfundene Atmosphäre. Auch reinigt sie Räume auf einer energetischen Ebene und baut belastende Spannungen ab. Mit ihrer gelben Blütenfarbe ist sie ein wunderschöner Bestandteil in einer Wintermischung – als Symbol für Licht und Sonne.
Sammeln Wächst an Wegrändern, auf Waldlichtungen und Schutthalden. Im 1. Jahr nur als Blattrosette mit dicht filzigen und behaarten Blättern. Im 2. Jahr mit ährenartigem gelbem Blütenstand. Blattränder am Stiel herablaufend. Kommt gerne wild aus der kleinsten Ritze. Im Sommer die einzelnen, gelben Blüten ernten.

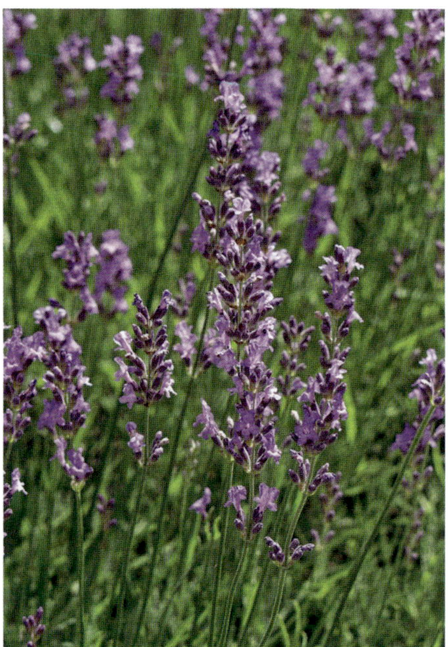

LAVENDEL *Lavandula angustifolia*

Lippenblütengewächse | 0,5–1 m | Mai–Juli | mehrjährig

Anwenden Fast können wir meinen, in jedem Frühjahr tauchen neue Lavendel-Sorten in den Gärtnereien auf. Die Vielzahl an herrlichen blau-lila-rosa und sogar weißen Blüten und ihr Duft erfreuen immer wieder. Pur eine Handvoll Blüten auf ein Kräuterstövchen mit Lavasteinen gelegt, betört fast jeden. Der Duft vereint zwei wunderbare Eigenschaften in sich: Er beruhigt und sorgt gleichzeitig für einen klaren, wachen Geist. Auch bei Raumreinigungen wird er gerne eingesetzt, um Altes loszulassen und Neues zu begrüßen.
Sammeln Überwiegend als Nutz- und Zierpflanze im Garten kultiviert. Blätter filzig behaart, Blütenstand aus vielen Einzelblütchen an langem Stiel. Die Blütenstände im Sommer ernten, sobald sie in der oberen Hälfte aufgeblüht sind.

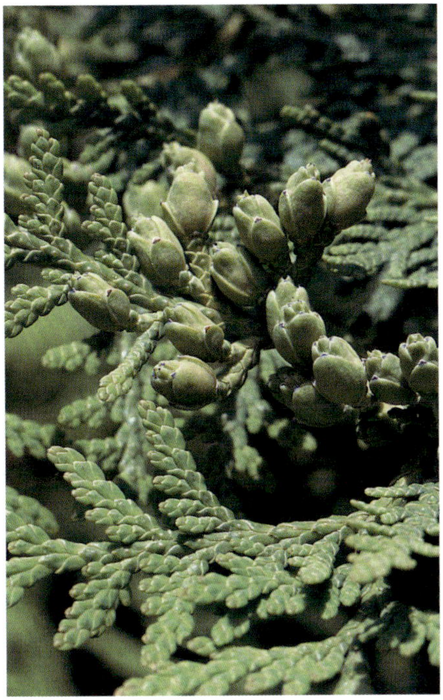

ABENDLÄNDISCHER LEBENSBAUM *Thuja occidentalis*

Zypressengewächse | bis zu 20 m | August–Oktober | mehrjährig

Anwenden Dieser Nadelbaum mit seinem säulenartigen Wuchs ist nicht einheimisch, aber heute sehr verbreitet. Der Duft beim Räuchern ist herb, erinnert an Wald und wirkt sehr klärend und reinigend. Er hilft, wieder zu Kräften zu kommen, wenn wir uns überfordert und gereizt fühlen. Bei der inneren Einnahme wirkt *Thuja* giftig, das Räuchern ist jedoch unbedenklich. Lüften Sie dennoch gut nach dem Räuchern durch – oder räuchern Sie besser gleich draußen im Freien.
Sammeln Häufig kultiviert als immergrüner Baum oder Strauch in Gärten oder als Hecke. Schuppenförmige unscheinbare Blättchen gegenständig an den Zweigen mit männlichen und weiblichen Zapfen. Nur die Zweigspitzen im Sommer und Herbst ernten.

LORBEER *Laurus nobilis*

Lorbeergewächse | 2–20 m | März–April | mehrjährig

Anwenden Bereits wenn der Lorbeerstrauch von warmen Sonnenstrahlen beschienen wird, verströmt er großzügig sein Aroma – und zieht uns an. Die Überlieferung erzählt, dass im Orakeltempel von Delphi Bilsenkraut und Lorbeer zur Förderung der Hellsichtigkeit geräuchert wurden. Lorbeer hat eine klärende Wirkung und wird bei Räucherungen eingesetzt, die persönliche Entwicklungsprozesse unterstützen sollen. Der Duft fördert Ideen und Visionen, regt den Tatendrang an und stärkt Handlungsimpulse.
Sammeln Wächst im Mittelmeergebiet in Wäldern, bei uns als Kübelpflanze. Blüten gelblich weiß in Büscheln. Nur die immergrünen, harten Blätter ernten – das ganze Jahr über.

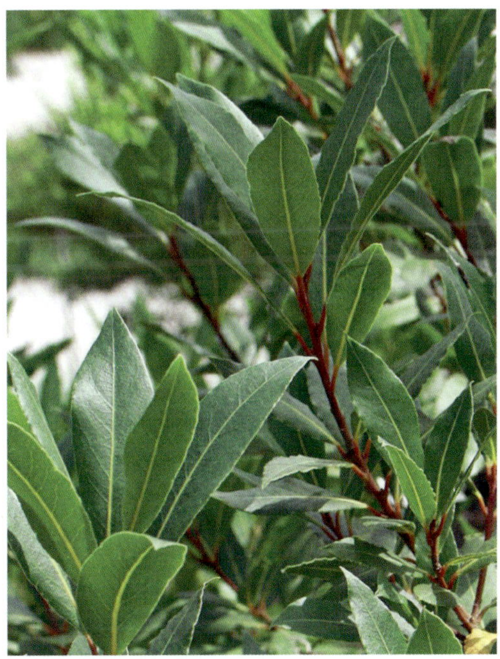

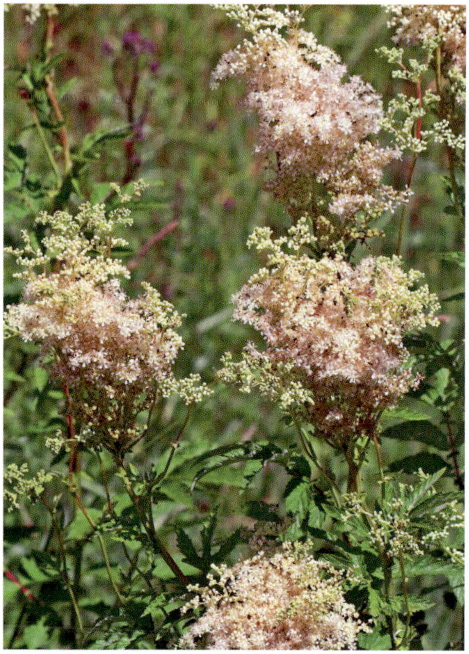

MÄDESÜSS *Filipendula ulmaria*

Rosengewächse | 0,5–1 m | Juni–August | mehrjährig

Anwenden Diese Staude beeindruckt über die zarte Optik der Blüten und ihren betörenden Duft. Mädesüß ist ein Symbol für den Neuanfang: Es bringt wieder in Fluss, was erstarrt ist, tröstet und baut innere Stärke auf. So markiert es auch neue Abschnitte im Leben, wie den Wechsel von Arbeitsplatz oder Wohnung. Traditionell ist es eine ganz wichtige Pflanze beim Übergang eines Mädchens zur Frau und eignet sich daher sehr schön für eine Ritualräucherung.
Sammeln Kommt in Gräben, an Ufern, in Feuchtgebieten vor. Stängel kantig, Blütenrispen mit zahlreichen kleinen, gelbweißen, stark duftenden Blüten. Eher im Beet anbauen, als in einem Kübel. Öfters gießen. Junge Blätter im Frühjahr ernten, die Blüten im Sommer.

MELISSE *Melissa officinalis*

Lippenblütengewächse | 0,5–0,8 m | Juni–August | mehrjährig

Anwenden Bekannt auch als Zitronenmelisse, erfreut die Pflanze fast jeden mit ihrem erfrischenden Aroma. Ihr Duft ist sehr zart und macht Lust auf mehr. Seine Wirkung ist sehr vielfältig: Wir spüren etwas Umhüllendes, Schützendes, Stärkendes. In einer etwas melancholischen Stimmung verscheucht die Melisse die trägen Gedanken. Sie öffnet das Herz und macht uns geistig widerstandsfähiger. Ihr feiner, zarter Duft verfliegt beim Räuchern schnell.
Sammeln Verwildert an warmen Plätzen, sehr leicht im Garten oder in großen Kübeln zu kultivieren. Blätter eiförmig, gerippt, stark nach Zitrone duftend. Kleine weiße Lippenblütchen, nach einer Seite ausgerichtet. Die ganzen Stängel samt Blättern vor der Blüte ernten, denn der Duft ist dann intensiver.

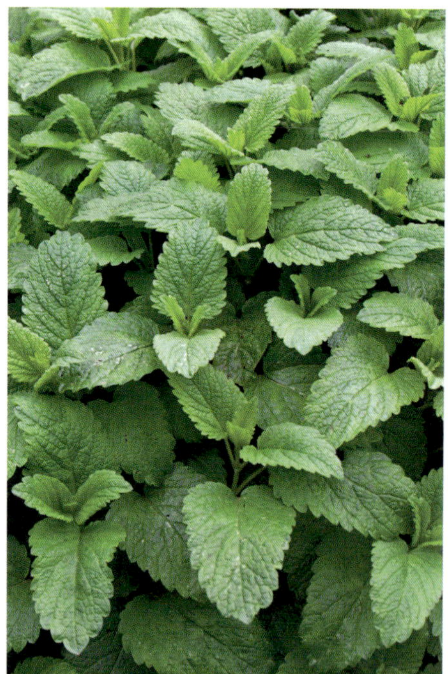

MINZEN *Mentha*-Arten

Lippenblütengewächse | 0,3–1 m | Juli–September | mehrjährig

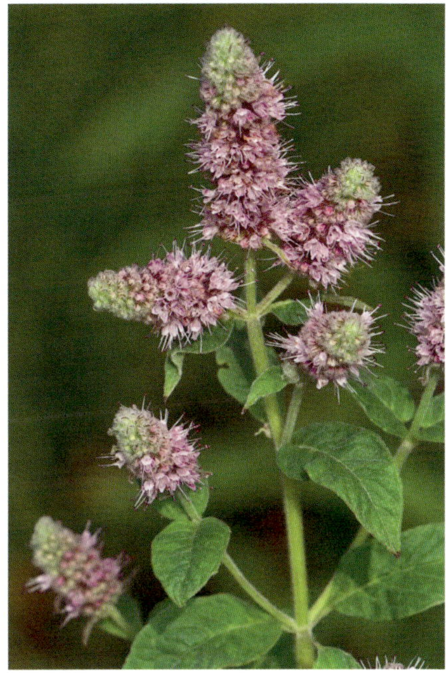

Anwenden Minzen sind sehr beliebte Kulturpflanzen. Wir finden unter ihnen fast abenteuerliche Züchtungen wie Schoko-, Ananas- und Feigenminze. Beim Räuchern der Blätter und Stängel nehmen wir die kühlenden Eigenschaften als erfrischend und energetisierend wahr. Der Duft hilft uns, den Alltag kraftvoll anzugehen, er bringt ins Tun, lässt uns präsent sein und schärft den Geist.
Sammeln Kommen wild vor als Acker-, Wasser- oder Rossminze. Krause Minze oder Pfefferminze hauptsächlich kultiviert, gelegentlich verwildert. Wuchern im Beet stark, deswegen besser im Kübel ziehen. Stark verzweigte, vierkantige Stängel. Die stark duftenden Blätter mit gegenständigen, weiß bis hell-lilafarbigen Blütenständen im August ernten.

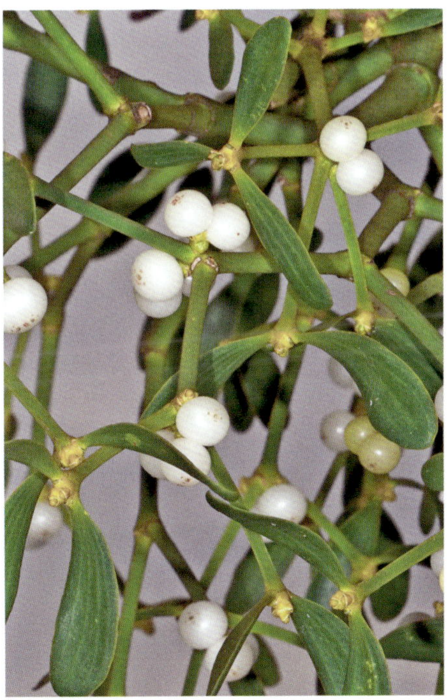

MISTEL *Viscum album*

Mistelgewächse | kugelförmig | Januar–Dezember | mehrjährig

Anwenden Die Mistel fasziniert seit jeher, so wie sie da zwischen Himmel und Erde fast schwerelos in den Bäumen hängt. Genau das überträgt sich beim Räuchern: Sie bringt Leichtigkeit, wo sich schwere und langsam schwingende Energien eingeschlichen haben, sie transformiert und neutralisiert. Das ist eine ganz wertvolle Eigenschaft für Orte, die unter Erdstrahlen oder einer unangenehmen elektrischen Spannung leiden. Gleichzeitig beruhigt die Mistel und kann uns schöne Träume schenken.
Sammeln Kommt als Halbschmarotzer häufig auf Bäumen und Sträuchern vor. Grünlich- gelbe unscheinbare männliche sowie weibliche Blüten auf unterschiedlichen Pflanzen. Im Winter weiße oder gelbliche Beerenfrüchte. Stängel, Blätter und Beeren im Herbst und Winter ernten.

ROSMARIN *Rosmarinus officinalis*

Lippenblütengewächse | 0,5–1,5 m | Januar–Dezember | mehrjährig

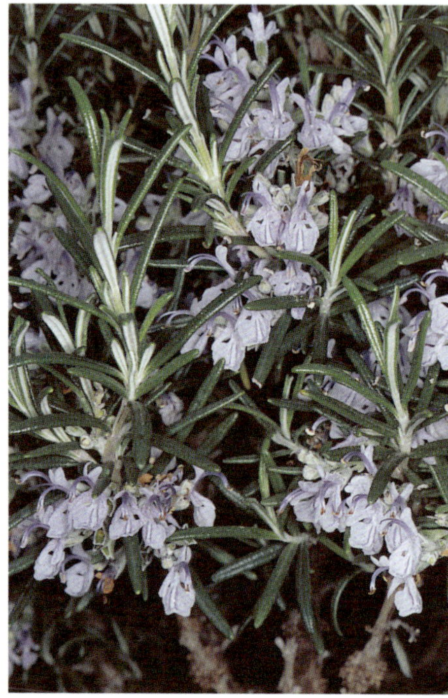

Anwenden Schon von Ägyptern und Griechen wurde dieser kleine Strauch beim Ausräuchern von Räumen und Ställen geschätzt. Wenn wir im Sommer über Rosmarin streichen, betört der kräftig-aromatische Duft sofort. Beim Räuchern fühlen wir uns angeregt und gestärkt, der Geist wird geklärt. Rosmarin übersieht die alten Wunden nicht, sondern deckt sie auf und heilt sie. Wir spüren neue Motivation, denn er führt uns weg von Trauer und Niedergeschlagenheit.
Sammeln Im Mittelmeerraum heimisch, heute aber weit verbreitete Heil- und Zierpflanze. Immergrüner, stark duftender Kleinstrauch, leicht im Beet und Topf zu kultivieren. Im Winter vor Frost und Kälte schützen. Blätter nadelartig. Blüten zart, rosa bis lila blühend. Die ganzen Stängel im August ernten.

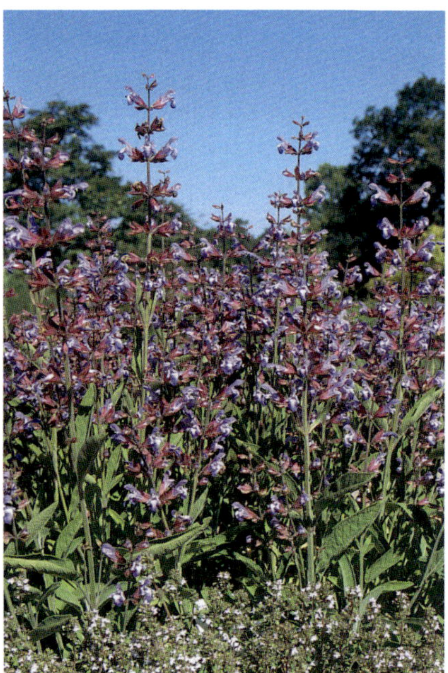

SALBEI *Salvia officinalis*

Lippenblütengewächse | 0,2–0,7 m | Mai–August | mehrjährig

Anwenden Salbei hat in fast allen Kulturen seinen angestammten Räucherplatz, hauptsächlich zum Neutralisieren von schlechten Gerüchen und dichten Energien. Er ist einfach zu räuchern: ein Blättchen über einer Kerze anglimmen, schon verströmt er sein würziges Aroma. Sehr beliebt ist der Weiße Salbei (*S. apiana*), auch Indianersalbei genannt: Er ist viel aromatischer. Fächeln Sie einmal Ihrem Besuch, den Kindern nach der Schule oder sich selbst diesen Duft um den Körper. Belastende Gedanken und Emotionen lösen sich auf, wir fühlen uns wie befreit.
Sammeln Bei uns kultiviert als Gewürz- und Heilpflanze. Blätter immergrün und runzelig sowie silbrig glänzend, Blüten rosa-lila. Von Juli bis September die ganzen Stängel ernten.

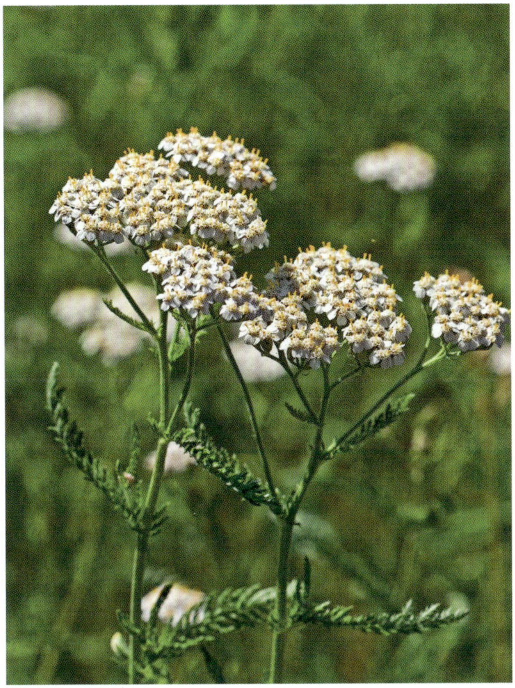

SCHAFGARBE *Achillea millefolium*

Korbblütengewächse | 0,2–1,20 m | Juni–Oktober | mehrjährig

Anwenden Die Schafgarbe ist fast jedem vertraut. Ihr Duft ist eher zurückhaltend und zart, so wie es oft unsere Intuition oder innere Stimme ist. Genau an dieser Stelle setzt die Wirkung der Schafgarbe an: Sie holt das hervor, was wir intuitiv spüren, sie fördert das visionäre Denken. Unsere Ahnen setzten ihren Duft ein, um zu orakeln und in die Zukunft zu schauen. Zum Räuchern verwenden wir die Blüten sowie die Blättchen.
Sammeln Sehr häufig, auf Wiesen, Weiden, an Ackerrändern. Stängel zäh und kantig. Blüten weiß und filigran, bilden einen doldenähnlichen Blütenstand. Blätter zerrissen wirkend, fein verästelt. Blätter und Blüten im August ernten.

SÜSSGRAS *Hierochloe odorata*

Süßgrasgewächse | 0,3–0,5 m | Juni–September | mehrjährig

Anwenden Bei uns ist es auch unter dem Synonym *Mariengras* bekannt. Ein Verwandter, das echte *Süßgras aus Nordamerika*, ist aromatischer: Sein betörender Duft erinnert an getrocknetes Heu. Es gibt kaum jemanden, der darauf nicht positiv reagiert. Leichtigkeit, Wärme und Gemeinschaft verbinden wir mit diesem Aroma. Es öffnet die Herzen und erfreut. In der indianischen Räuchertradition fester Bestandteil.
Sammeln Eingebürgert, wild wachsend an Flussufern. Grasartig, eng beieinanderstehende Stängel. Wuchert gerne, kann gut im Topf gehalten werden. Nicht winterhart. Gut feucht halten. Im August und September die ganzen Grashalme ernten.

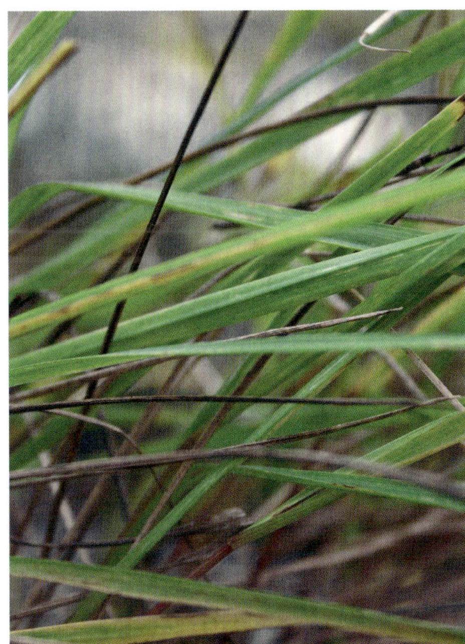

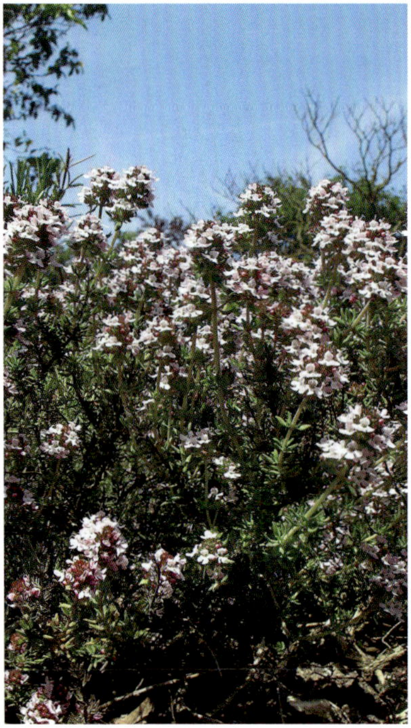

THYMIAN (QUENDEL) *Thymus vulgaris*

Lippenblütengewächse | 0,1–0,3 m | Mai–August | mehrjährig

Anwenden Thymian wächst ganz unkompliziert zu schönen Polstern heran. Unsere Ahnen haben ihn zum Schutz vor Krankheiten geräuchert, jedoch auch um Mäuse und anderes „Ungeziefer" zu vertreiben. Sein Duft mobilisiert den Überlebenswillen und die Durchsetzungskraft: Er weckt ein inneres Feuer, das uns durchhalten lässt und Mut vermittelt, bis es irgendwann wieder bergauf geht. Für Kinder, die sich wenig zutrauen, schüchtern und zurückhaltend sind, ist das ideal. Sie fühlen sich wieder mehr unterstützt, das Selbstvertrauen wächst. Thymian hilft auch, sich besser abzugrenzen.
Sammeln Gelegentlich wild auf mageren Wiesen und Wegrändern. Gut zu kultivieren in der Kräuterspirale oder in einer großen Schale. Bildet flächige Polster, die an der Basis verholzen. Blätter klein und länglich, sehr aromatisch duftend. Blüte rosafarben. Blätter sowie Blüten im August ernten.

WACHOLDER *Juniperus communis*

Zypressengewächse | bis zu 4 m | August–Oktober | mehrjährig

Anwenden Seine Verbreitung in ganz Amerika, Europa und Asien macht den Wacholder zu einer der bekanntesten Räucherpflanzen. Wir nutzen ihn für kräftige Reinigungsräucherungen zusammen mit Beifuß (S. 69), Salbei (S. 78), Weihrauch (S. 87) und Kampfer. Er macht auch wach, wirkt klärend, stärkt Konzentration und Willenskraft. Wenn wir in Gefahr sind, uns in Emotionen zu verlieren, dann zentriert uns Wacholder und führt in innere Stabilität.
Sammeln Wächst auf mageren Wiesen, Heiden und in trockenen Wäldern. Nadeln spitz, stechend. Zum Räuchern alle Teile verwenden: Triebspitzen, Holz, Nadeln und Beeren, diese zwischen August und Oktober ernten. Nadeln am besten mahlen oder kleinschneiden.

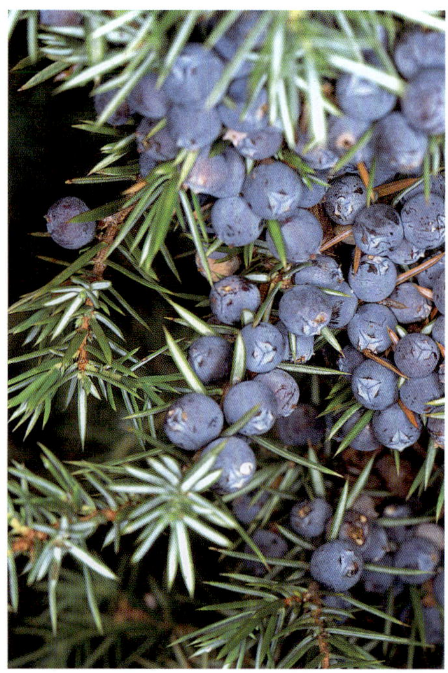

WERMUT *Artemisia absinthium*

Korbblütengewächse | 0,6–1,20 m | Juli–September | mehrjährig

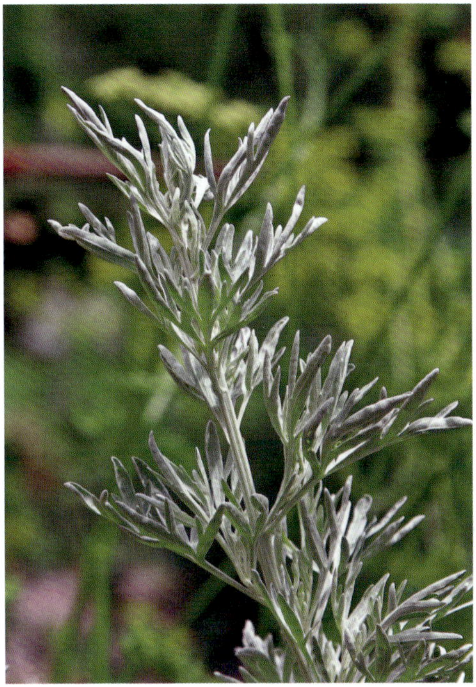

Anwenden Er ist einer der beliebtesten Räucherkräuter und hat einen Stammplatz in allen wichtigen Räucherkulturen. Der aromatische Duft lässt keinen unberührt, öffnet und bringt uns wieder in Schwung, wenn wir etwas erstarrt oder träge sind. Wermut motiviert und führt zu neuer Lebensfreude. Auch in Phasen des Loslassens, der Lebensveränderungen und des Abschiednehmens ist sein Duft ein wunderbarer, sanfter Begleiter.
Sammeln Wächst wild, meist üppig, neigt im Garten zum Wuchern. Kleinstrauch mit kugeligen, unscheinbaren, grünlich-gelben Blütenkörbchen. Ganze Pflanze graufilzig behaart, aromatisch duftend. Die ganzen Stängel samt Blättern und Blütenrispen im August ernten.

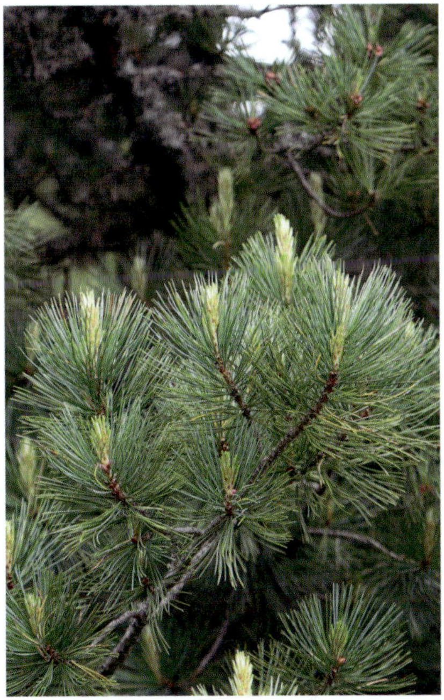

ZIRBE *Pinus cembra*

Nadelholzgewächs | Kieferngewächs | bis zu 30m | mehrjährig

Anwenden Holz und Nadeln der bevorzugt in Höhenlagen über 2000 m in den Alpen und Karpaten gedeihenden Nadelbäume werden als Räucherwerk sehr geschätzt. Die langen, dünnen Nadeln und die feinen, an ätherischen Ölen reichen Holzspäne verströmen einen wunderbar waldig-warmen, leicht süßlichen Duft, der uns unversehens tief entspannt, beruhigt und sogar einen tieferen Schlaf schenkt – wissenschaftlich erwiesen –, aus dem wir sehr erholt aufwachen. Zudem wirkt die Zirbe positiv auf die Konzentration und hat sogar eine antidepressive Wirkung.
Sammeln Die Nadeln und kleine Holzästchen, die zu Spänen verarbeitet werden können, lassen sich in Höhenlagen, in denen die Zirbe anzutreffen ist, ganz einfach sammeln. Bitte erkundigen Sie sich vorher jedoch, ob es nicht etwa ein Naturschutzgebiet ist.

ADLERHOLZ *Aquilaria agallocha*

Seidelbastgewächse | bis zu 40 m | immergrüner Laubbaum | Asien

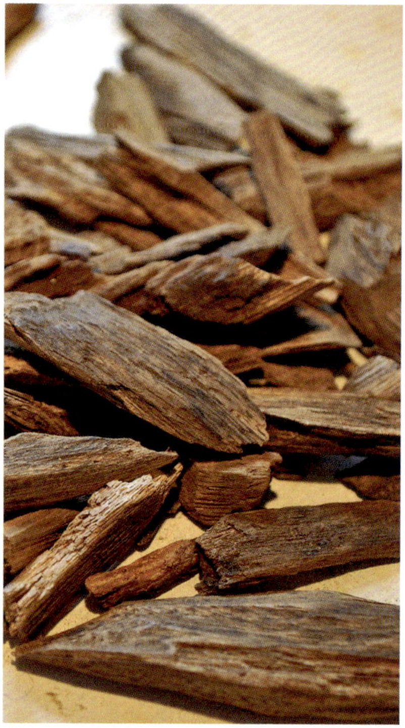

Anwenden Das verharzte Holz des Adlerholz-Baumes liefert eines der seltensten und kostbarsten Räuchermittel. Von balsamisch-schwer, holzig-animalisch, modrig-erdig bis zu würzig und süßlich wird sein Aroma beschrieben. Kein anderer Duft dringt so tief in die Seele. Er stoppt unmittelbar das Gedankenkarussell und betört Körper und Geist mit seiner unendlich langsamen, tiefen Schwingung. Mit diesem Duft finden wir abends zur Ruhe und leichter in den Schlaf.
Einkaufen Es gibt etwa sechs Qualitäten. Die teuerste und duftintensivste ist Adlerholz *sink*. Nur in kleinen Spänen zu bekommen, wird meist nur 1 g-weise verkauft, da sehr teuer; ist jedoch sparsam in der Anwendung: Die Größe eines Reiskorns reicht für eine Räucherung aus. Im gut sortierten Handel sind auch ganz kleine Späne zu bekommen, die sich für hochwertige Mischungen eignen.

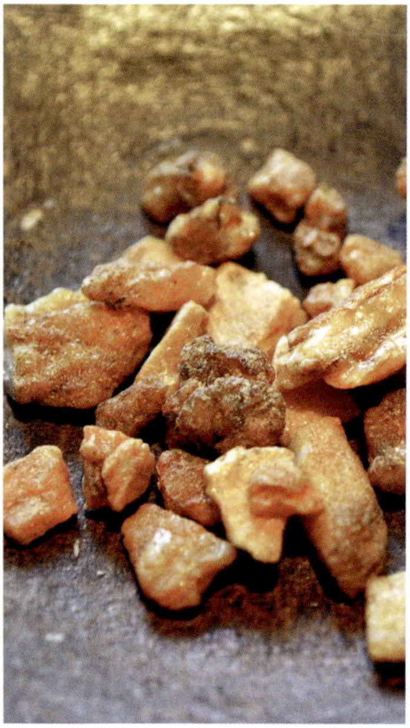

BENZOE SIAM, BENZOE SUMATRA

Styrax benzoin

Storaxgewächse | bis zu 20 m | immergrüner Laubbaum | Asien

Anwenden Harz des Benzoe-Baumes. Es stammt hauptsächlich aus Indonesien und zeichnet sich durch einen lieblichen, leicht vanilligen Duft aus. Pur geräuchert kann es einen Hustenreiz auslösen: Also bitte nicht direkt die Nase in den Rauch halten, sondern immer nur eine kleine Prise in eine Mischung geben. Wurde früher bei Erkältungskrankheiten und Bronchitis als medizinisches Räuchermittel eingesetzt. Der Duft wirkt sehr sinnlich, er wird auch als beruhigend und tröstend empfunden.
Einkaufen Gute Qualität zeichnet sich durch mandelartige Stücke aus, die außen gelbbraun und innen weißlich sind. Die sogenannte Block-Benzoe ist nicht ganz so hochwertig. Benzoe bitte nicht mit dem Styrax- oder Storaxharz (*Styrax officinalis*, Storaxgewächse) verwechseln.

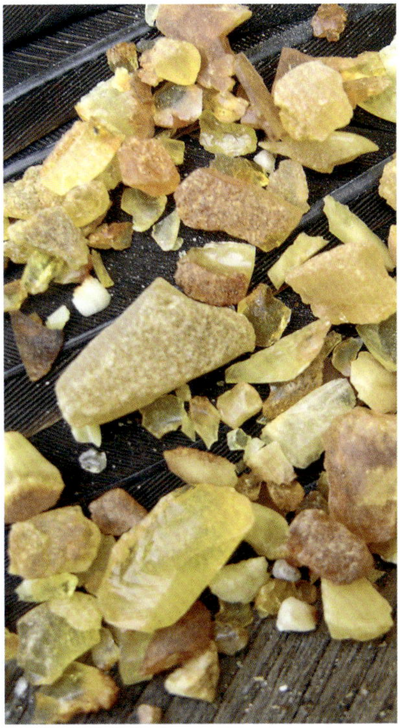

BERNSTEIN Succiunum, Succinit

Fossiles Harz | verschiedene Laub- und Nadelbäume | weltweit

Anwenden Bernstein ist ein Sammelbegriff für fossiles Harz, das von ganz unterschiedlichen Stammpflanzen produziert wurde: Nadelbäumen wie Laubbäumen. Wir kennen hauptsächlich den Bernstein, der an den Ostsee-Küsten angeschwemmt wird. Geräuchert entwickelt er je nach Herkunft verschiedene Duftrichtungen. Das Spektrum reicht von würzig, pinien- bis zu gummiartig. Er wird auch als *Sonnenstein* bezeichnet, wirkt er doch sanft umhüllend und stärkt das Vertrauen in die eigene Intuition.
Einkaufen Vorsicht zählt, denn es gibt minderwertigen Pressbernstein, der künstlich gefärbt ist: zu erkennen an gleichmäßigen Stücken und glatten Schnittstellen. Eine gute Qualität hat die Farbe von Gold und Honig. Bernstein ist auch als *Amber* oder *Ambra* erhältlich. Nicht zu verwechseln mit dem Stoffwechselprodukt von Walen, das auch Amber genannt wird und in der Parfümindustrie zum Einsatz kommt.

HUICHOL COPAL

Balsamstrauchgewächse der Gattung *Bursera* | immergrün | Mexiko

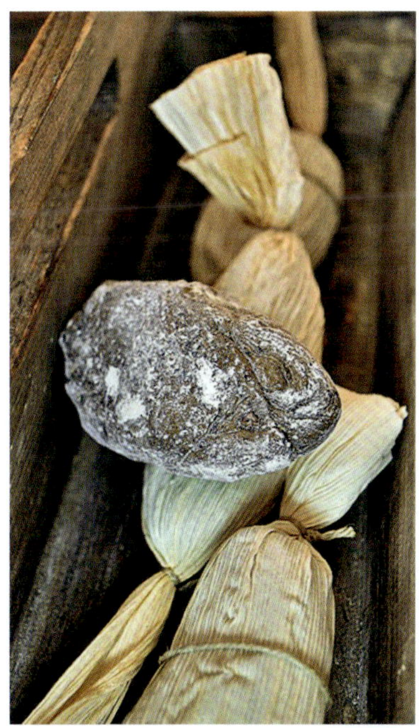

Anwenden Der *Huichol Copal* ist etwas ganz besonderes und sehr rar. Er wird von den Huichol-Indianern während der Trockenzeit im Regenwald gesammelt, die Harze unterschiedlicher Regenwaldbäume werden eingeschmolzen, von Rindenstückchen gereinigt, in Maisblätter gegossen und an beiden Enden zugebunden. Erst wenn er in einer Zeremonie geweiht wurde, kommt er in den Handel. Sein Duft ist so außergewöhnlich wie das Ernteritual. Er ist tief und erdend und kann Heilungsimpulse vermitteln.
Einkaufen Nur im gut sortierten Räucherwarenhandel erhältlich. Große, längliche Stücke in einem Maisblatt, 45-70 g schwer. Dunkelbraunes Harz mit einem Messer etwas abschaben, direkt auf das Sieb oder die Kohle. Der Duft ist pur am besten!

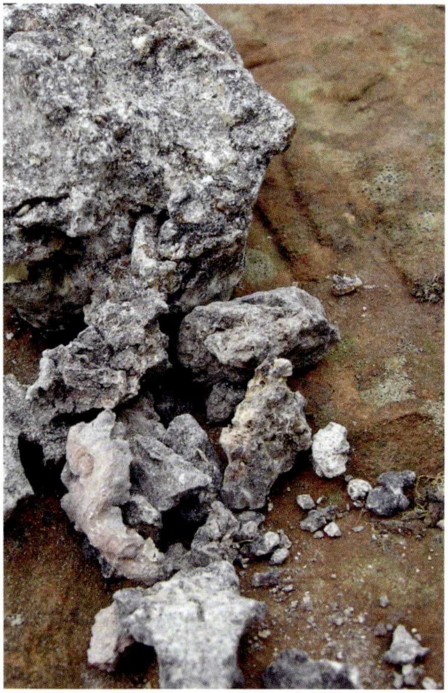

SCHWARZER COPAL Copal negro

Balsamstrauchgewächse der Gattung *Bursera* | immergrün | Mexiko

Anwenden Der *Copal negro* hat einen tiefen, dunklen, schweren, balsamischen Duft. Er wirkt sehr beruhigend und erdend und spielt heute in Südamerika immer noch eine große Rolle bei Ritualen und Zeremonien, besonders wenn es um den Kontakt mit Verstorbenen geht. Eine Mischung mit Sandelholz (S. 87), Vanille und Benzoe *Siam* (S. 82) nimmt dem Duft die Tiefe, entspannt und eignet sich deswegen als eine Abendräucherung, die verlangsamen und müde machen soll.
Einkaufen Das Harz ist innen dunkelbraun, außen eher graubraun. Bei guter Qualität darf an den etwa walnussgroßen Stücken auch etwas Rinde sein, ansonsten ist die Ware auch mal sehr zerbröselt vom Transport, was aber keinen Einfluss auf die Qualität hat.

WEISSER COPAL Protium Copal

Balsamstrauchgewächse Gattung *Bursera* | immergrün | Mexiko

Anwenden Copal ist kein botanischer Begriff, sondern entspricht eher dem Sammelgut von Harzen verschiedenster Herkunft. Deswegen können die Stammpflanzen nicht eindeutig zugeordnet werden. Überwiegend stammt Copal von sehr harzhaltigen Balsamstrauchgewächsen, wovon es sehr viele gibt. Der echte, *weiße Protium Copal*, auch *Copal blanco* genannt, ist das Harz des Copal-Baumes und kommt nur in Südmexiko vor. Es gilt als das edelste und begehrteste Räucherharz. Der leichte, zitronige Duft wird von vielen als Alternative zu Weihrauch sehr geschätzt. Er stärkt und fördert die Konzentration sowie die geistige Klarheit. Am besten kleine Stückchen auflegen.
Einkaufen *Protium Copal* ist im gut sortierten Handel erhältlich und zu erkennen an der weißen Farbe und einem sehr feinen Duft.

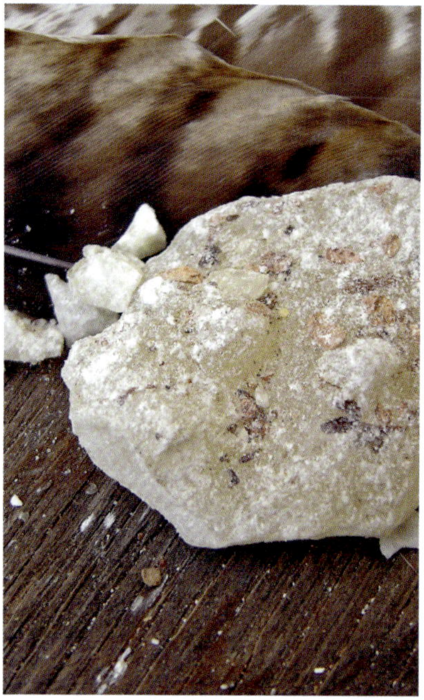

DAMMAR *Canarium strictum*

Balsambaumgewächs | baumförmig | mehrjährig | Tropen

Anwenden Der feine, leicht zitronige und frische Duft ist eine Wohltat für die Seele. Besonders ist er bei jenen Menschen beliebt, die sich mit Weihrauch schwer tun, aber eine ähnliche Wirkung erzielen wollen. Dammar ist ein „Seelenaufheller" und wird gerne eingesetzt, um Stimmungsschwankungen auszugleichen. Er zieht die Schleier der Traurigkeit von der Seele, bringt Erstarrtes zum Fließen und hat insgesamt eine belebende und energetisierende Note. Das Harz lässt sich sehr gut mit verschiedenen Kräutern mischen.
Einkaufen Früher kam das Harz hauptsächlich aus Malaysia. Dort wurde es von einem Nadelbaum namens *Damar* geerntet. Heute wird aber auch das Harz des indischen Weihrauchbaumes als Dammar bezeichnet. Wichtig ist: eine klare, gelblich-reine Konsistenz in Erbsengröße.

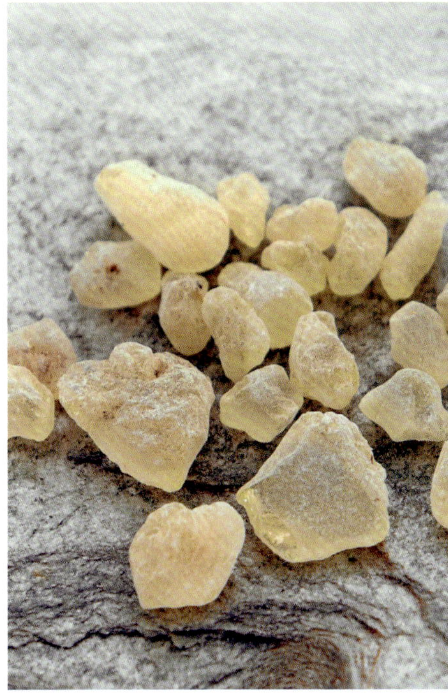

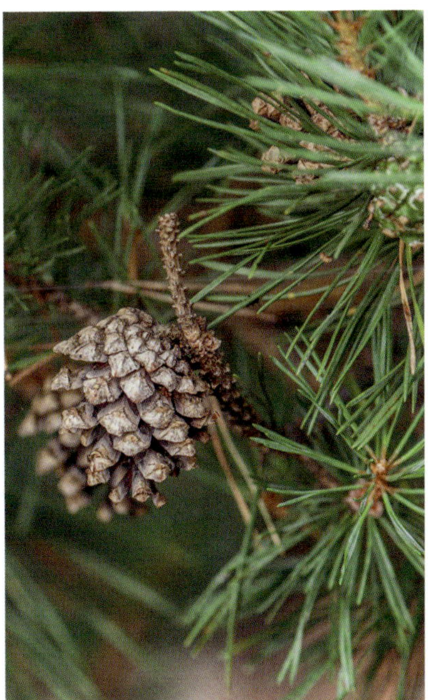

KIEFER *Pynus sylvestris*

Nadelholzgewächs | Kieferngewächs | zwischen 15-40 m | mehrjährig

Anwenden Das Harz der heimischen Koniferenart mit ihren blaugrünen Nadeln und rundlichen Zapfen schenkt beim Räuchern einen waldig bis süßlich-balsamischen Duft. Die Kiefer ist ein kraftstrotzender und anpassungsfähiger Baum, dessen Signatur auf seine Räucherwirkung schließen lässt: stimmungsaufhellend, stärkend, kräftigend, reinigend, lösend, das Durchhaltevermögen stärkend.
Sammeln Das naturreine Harz lässt sich am besten selbst sammeln, wenn es bereits ausgehärtet und an der Rinde erstarrt ist. Oft wird im Handel nur das gereinigte Kolophonium angeboten. Als Räucherfan schätzen wir das Harz jedoch so, wie es der Baum hervorbringt, ohne Verarbeitungsprozesse. Es lässt sich das ganze Jahr über sammeln.

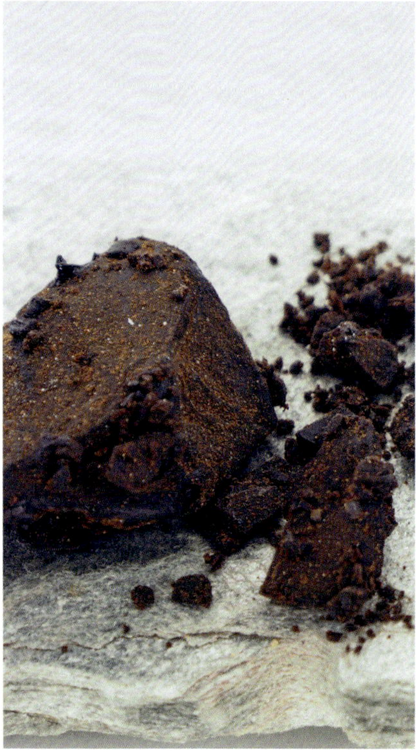

LABDANUM *Cistus cyprius*

Zistrosengewächse | buschiger Strauch | Mittelmeerraum | mehrjährig

Anwenden Das Harz der Zistrosen ist zäh und klebrig. Der Duft umfasst ein sehr breites Spektrum: von blumig, fruchtig, vanillig, lieblich bis hin zu schwer, erdig, holzig, modrig. Die einen können gar nicht genug davon bekommen, die anderen rümpfen eher die Nase ... Er lässt also keinen unberührt – und es lohnt sich umso mehr, sich mit ihm anzufreunden. Das Aroma bewegt uns auf einer tiefen Ebene und spricht alle Sinne an. Für sinnlich-aphrodisierende Räucherungen, auch zum Entspannen. Labdanum kann wunderbar gemischt werden mit der heimischen Alantwurzel für eine beruhigend-sinnliche und herzöffnende Wirkung.
Einkaufen Eine gute Qualität duftet bereits durch die Tüte oder aus der Dose, selbst im nicht erwärmten Zustand. Am besten im Kühlfach aufbewahren und vor Gebrauch mit einem Messer zu den Kräutern oder direkt auf Stövchen oder Räucherkohle schaben.

MASTIX *Pistacia lentiscus*

Sumachgewächse | strauchartig | 1–3 m | immergrün | mehrjährig | Chios (griechische Insel)

Anwenden Die durchsichtigen, kleinen, hellgelben Harzkörnchen sind sehr beliebt – und teuer. Deshalb werden sie in handelsüblichen Mischungen kaum verwendet. Mastix ist das Harz des wilden Pistazienbaumes. Es in Kräutermischungen zu verwenden, ist Luxus pur: Es hebt den Duft der Kräuter auf sehr aromatische Art, ohne ihn zu dominieren. Es verkörpert Licht und Sonne und wird besonders Menschen empfohlen, die sich schwertun, mit Leichtigkeit durchs Leben zu gehen.
Einkaufen Hier ist Vorsicht geboten. Wegen des hohen Preises ist gefälschte Ware auf dem Markt. Sie erkennen sie an kleinen, dumpfen Kügelchen. Gute Qualität ist durchsichtig und hat eine helle, gelbe Farbe. Der Duft ist zitronig, leicht und frisch.

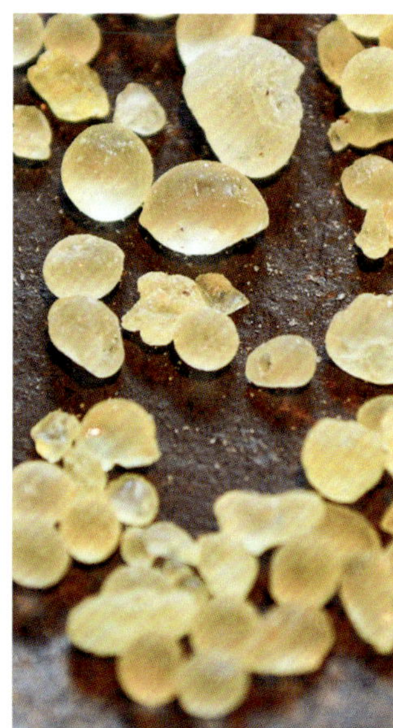

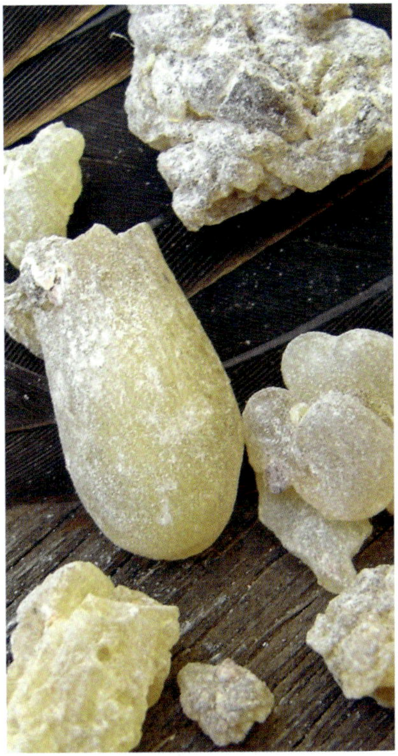

OLIBANUM, ECHTER WEIHRAUCH

Boswellia-Arten (wie B. carteri, B. serrata, B. sacra)

Balsamstrauchgewächse | 1,5–8 m | Nordafrika, arabische Halbinsel

Anwenden Der echte Weihrauch war im Altertum eines der wichtigsten Räucherharze. Er wird durch Einritzen der Bäume an der Rinde gewonnen. Die erste Ernte ergibt nur minderwertiges Harz, erkennbar an stecknadelkopfgroßen Kügelchen. In den Herkunftsländern wird damit nicht geräuchert, es kommt bei uns allerdings in den Handel. Weihrauch wird zu reinigenden, medizinischen wie spirituellen Zwecken geräuchert. Sein Duft ist frisch-zitronig, er neutralisiert schwere Energien und trübe Gedanken. Er macht wach, konzentriert und reinigt die Atmosphäre.
Einkaufen Achten Sie darauf, dass es sich nicht um gefärbte und parfümierte Harzkügelchen mit klangvollen Namen handelt. Hochwertige Sorten kommen aus dem *Oman*, dem *Jemen* und *Somalia*. Sie haben eine tränenartige Form und sind fast gelblich durchsichtig, manchmal sogar leicht grünlich oder braun.

WEISSES SANDELHOLZ *Santalum album*

Sandelgewächse | bis zu 10 m hoher Baum | Indien

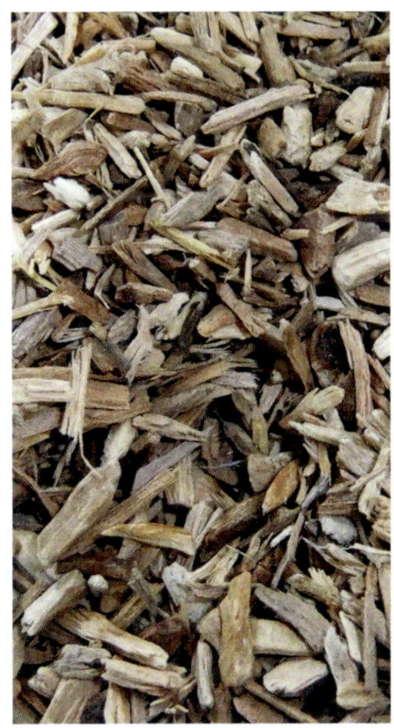

Anwenden Die kleinen Rindenspäne sind begehrt und kostbar. Pur geräuchert ist der Duft betörend, jedoch schwer zu beschreiben. Er besitzt eine sehr harmonisierende Wirkung, ermöglicht eine ausgeglichene Stimmung und eignet sich sehr gut zur Begleitung von Meditation und Gebet. Sehr luxuriös ist Sandelholz *ballon dust*. Das ist der Holzstaub, der bei der Herstellung ätherischen Sandelholz-Öles anfällt. Ebenfalls pur geräuchert oder auch in Mischungen entsteht ein beeindruckendes Dufterlebnis von Wärme, Sinnlichkeit und Wohlbehagen.
Einkaufen Die Bestände werden knapper, die Qualität schwankt je nach Erntejahr. Ganze Rindenstücke, häufig auf orientalischen Märkten erhältlich und sehr parfümiert riechend, sind nicht zum Räuchern geeignet. Sandelholz *ballon dust* gibt es oft nur auf Nachfrage im gut sortierten Handel.

SAMMELKALENDER

	Januar	Februar	März	April	Mai	Juni	Juli	August
Alant								
Angelika								
Baldrian								
Beifuß								
Dost								
Eisenkraut								
Kiefernharz								
Fichtenharz								
Holunder								
Johanniskraut								
Kalmus								
Kamille								
Koriander								
Königskerze								
Lavendel								
Lebensbaum								
Lorbeer								
Mädesüß								
Melisse								
Minzen								
Mistel								
Rosmarin								
Salbei								
Schafgarbe								
Süßgras								
Thymian								
Wacholder								
Wermut								
Zirbe								

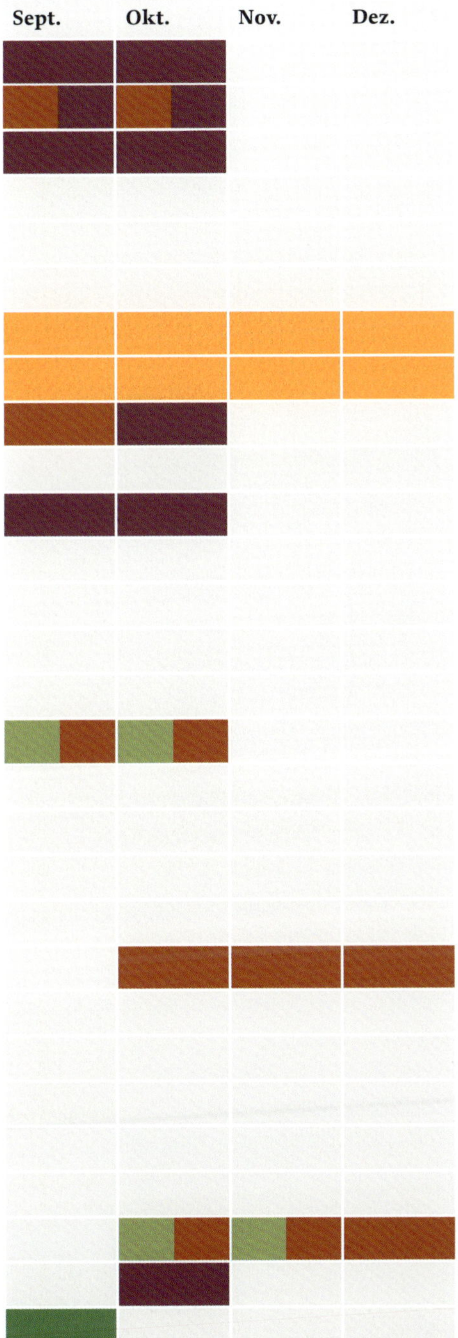

Kräuter sammeln

Wenn Sie in der freien Natur ernten, achten Sie bitte darauf, dass Sie die Pflanze nicht verletzen. Ernten Sie nur so viel, dass die Pflanze wieder austreiben und weiterbestehen kann. Lassen Sie stets auch noch etwas für andere sich an der Natur erfreuende Menschen und Sammler stehen.

Generell gilt auch: Nur bei trockenem Wetter ernten. Am besten geeignet ist die Mittagszeit, wenn die Sonne scheint und die Feuchtigkeit vom Tau bereits abgetrocknet ist. Wurzeln können Sie auch erst gegen Nachmittag ernten und immer erst im Herbst. Jedoch nicht mehr im November, denn dann ruht die Erde bereits – und die Pflanzen in ihr ebenso.

Vermeiden Sie, in Naturschutzgebieten zu ernten. Pflanzen Sie statt dessen lieber zuhause selbst an. Der kleinste Balkon reicht für einige Kübel und Töpfe aus.

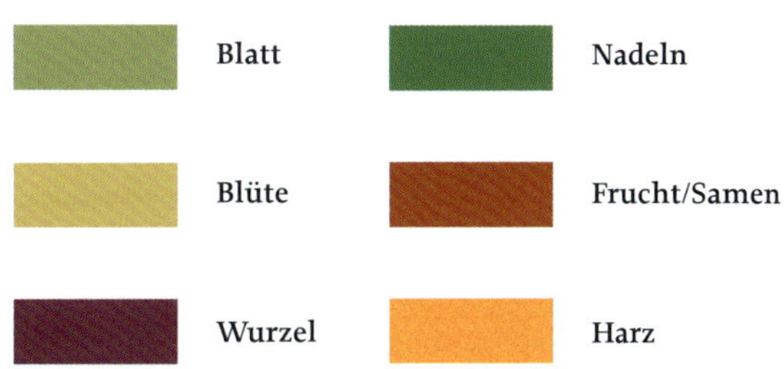

ZUM WEITERLESEN

Beiser, Rudi: *13 magische Heilpflanzen*, Kosmos 2015
Brunner, Adelheid: *Pflanzenschamanismus*, Kosmos 2018
Der Kosmos-Pflanzenführer: *Über 900 Blumen, Bäume und Pilze, 1200 Abbildungen*, Kosmos 2014
Fischer-Rizzi, Susanne: *Das Buch vom Räuchern*, AT-Verlag 2008
Fuchs, Christine: *Mein Räucherkistchen*, Nymphenburger 2019
Fuchs, Christine: *Räuchern im Rhythmus des Jahreskreises*, Kosmos 2015
Fuchs, Christine: *Räuchern in Winterzeit und Raunächten*, Kosmos 2012
Fuchs, Christine: *Räuchern mit Weihrauch und heimischen Harzen*, Nymphenburger 2019
Fuchs, Christine; Hess, Sam: *Rituelle Hausräucherung*, Nymphenburger 2019
Fuchs, Christine; Maxelon, Caroline: *Räucherstoffe aus aller Welt*, Nymphenburger 2019
Fuchs, Christine; Wilms, Ralph: *Räuchern für tiefe Meditationen*, Nymphenburger 2020
Rieger, Berndt: *Das Heilwissen der Mönche und Kräuterhexen*, Nymphenburger 2019
Schönefelder, Peter und Ingrid: *Der Kosmos-Heilpflanzenführer*, Kosmos 2019
Storl, Wolf-Dieter: *Die Seele der Pflanzen*, Nymphenburger 2018
Storl, Wolf-Dieter: *Mit Pflanzen verbunden*, Nymphenburger 2018
Stumpf, Ursula: *Meine Pflanzenmanufaktur*, Kosmos 2016
Stumpf, Ursula: *Pflanzengöttinnen und ihre Heilkräuter*, Kosmos 2017
Stumpf, Ursula: *Unsere Heilkräuter. Bestimmen und anwenden*, Kosmos 2016
Treml, Franz-Xaver: *Kräuter aus dem Garten*, Kosmos 2018

Aichele/Spohn/Golte-Bechtle: *Was blüht denn da?*, Kosmos 2015
Bachofer/Mayer: *Der Kosmos-Baumführer*, Kosmos 2015
Dreyer, Eva-Maria: *Essbare Wildpflanzen Europas*, Kosmos 2010
Hensel, Wolfgang: *Welche Heilpflanze ist das?*, Kosmos 2016
Spohn, Margot und Roland: *Welcher Baum ist das?*, Kosmos 2017
Wacker, Andreas: *Heilpflanzen der Homöopathie*, Kosmos 2008

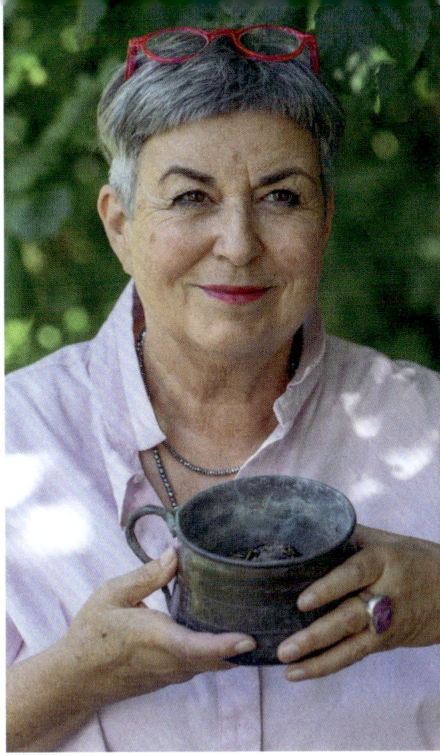

AUTORIN

Christine Fuchs lebt ihre Leidenschaft fürs Räuchern seit nahezu 20 Jahren. Ihr beruflicher Werdegang begann eher klassisch: BWL-Studium und 17 Jahre schwäbischer Automobilkonzern im Bereich der Organisations- und Führungskräfteentwicklung. Mehrere Räucher- und Heilpflanzenausbildungen und eine unsagbare Portion Mut führten 2008 zur Gründung der Räuchermanufaktur LAB.DANUM in Magstadt bei Stuttgart. Diese umfasst einen Onlineshop mit ausgewähltem Räucherwerk und Zubehör, einen kleinen Räucherladen und ein Kursprogramm. 2019 wurde sie vom Bundesministerium für Wirtschaft und Energie im Rahmen der Initiative „FRAUEN unternehmen" als Vorbildunternehmerin ausgezeichnet. Im Zuge dessen berät sie Frauen auf dem Weg in die Selbstständigkeit. Mit dem Räucherwissen alter Kulturen die seelischen und mentalen Herausforderungen eines modernen Alltags zu bereichern, ist auch hier ihr Anliegen. **www.labdanum.de**

ADRESSEN FÜR RÄUCHERWERK UND RÄUCHERKURSE

LAB.DANUM - Die Räuchermanufaktur
Onlineshop für hochwertiges Räucherwerk und Zubehör
Räucherstäbchen aus eigener Herstellung
www.labdanum.de

Deinen **kostenlosen WhatsApp-Kanal** für Räuchern und Spiritualität findest du unter https://christinefuchs.de/whatsapp-Kanal-Raeuchern-und-Spiritualitaet
oder suche direkt in WhatsApp *Räuchern und Spiritualität*

Onlineforum für Räucherwerk und Spiritualität
Christine Fuchs: www.christinefuchs.de
Räucherausbildung, Präsenz- und Onlinekurse
Hausräucherungs-Beratung, Jahreskreisfeste, Raunächte

REGISTER

HERZLICHEN DANK!

an alle sichtbaren und unsichtbaren Helfer, einschließlich der wunderbaren Wesen und Gaben der Natur, ohne die Projekte wie dieses nicht möglich wären.

IMPRESSUM

Mit 134 Fotos: 9 von Stefan Holoch: S. 2 u., 6, 9, 14, 15, 18, 30, 38, 39, 65; 48 von Roberto Bulgrin: S. 2 o., 3 u., 4, 8, 12, 13, 17, 31, 34, 47, 48, 51, 96 sowie alle 36 Fotos auf der vorderen und hinteren Buchklappe; 17 von Susanne Sonneck: S. 3 o., 11, 23, 41, 55, 66, 70 (beide), 82 (beide), 83 (beide), 84 (beide), 86 u., 87 (beide); 1 von Ramona Imhof: S. 62; 3 von Max Ludwig: S. 20, 21; 12 von Christine Fuchs: S. 25 (alle vier), 32, 34, 44, 58, 60, 63, 85 o., 86 o.; 7 von Andrea Maucher: S. 35, 40, 43, 46, 57, 59, 91; 17 von Gartenschatz: S. 68 (beide), 69 u., 71 u., 72 o., 73 o., 74 (beide), 75 u., 76 (beide), 77 (beide), 79 (beide), 81 (beide); 3 von Frank Hecker: S. 69 o., 78 u., 80 o.; 1 von Peter Schönfeld: S. 72 u.; 1 von Rudolf König: S. 73 u.; 2 von Roland Spohn: S. 75 u., 78 o., 80 u.; 9 von Shutterstock: S. 27 / JurateBuiviene; S. 33 / Followtheflow; S. 37 / yodamclaren; S. 49 / FooTToo; S. 50 / Microgen; S. 52 / alya.ivanchenko; S. 54 / fizkes; S. 64 / YANGYANG FANG; S.71 o. / Ch Weiss; S. 85 u. / solomonphotos

Umschlaggestaltung von Franziska Misselwitz, Hamburg unter Verwendung eines Fotos von Stefan Hohloch (Cover), eines Fotos von Andrea Maucher und 36 Fotos von Roberto Bulgrin

Unser gesamtes Programm finden Sie unter **nymphenburger-verlag.de**

Gedruckt auf chlorfrei gebleichtem Papier

MIX
Papier | Fördert gute Waldnutzung
FSC® C110508

ISBN 978-3-96860-008-6
Lektorat: Dr. Stefan Raps
Gestaltung und Satz: solutioncube GmbH, Renata Bulatova, Carolin Wacker
Produktion: Markus Schärtlein, Angela List
Druck und Bindung: Westermann Druck Zwickau GmbH, Zwickau
Printed in Germany / Imprimé en Allemagne

Für die in diesem Buch beschriebenen Rezepte und Räuchermethoden übernehmen Autorin und Verlag keine Haftung. Weder Autorin noch Verlag haften für Schäden, die aus der Anwendung der im Buch vorgestellten Hinweise und Ratschläge entstehen könnten. Bei gesundheitlichen Störungen sprechen Sie sich mit Ihrem Arzt oder Heilpraktiker ab, die vorgestellten Methoden bieten keinen Ersatz für eine therapeutische oder medizinische Behandlung.